全彩圖解 保　事典　ウルトラ図解　高血圧・動脈硬化

高　　動脈硬化

降壓飲食、運動、生活、用藥處方

日本順天堂大學名譽教授
富野康日己 ◎監修

王薇婷 ◎譯

國立臺灣大學醫學院
內科副教授
王治元 ◎審定

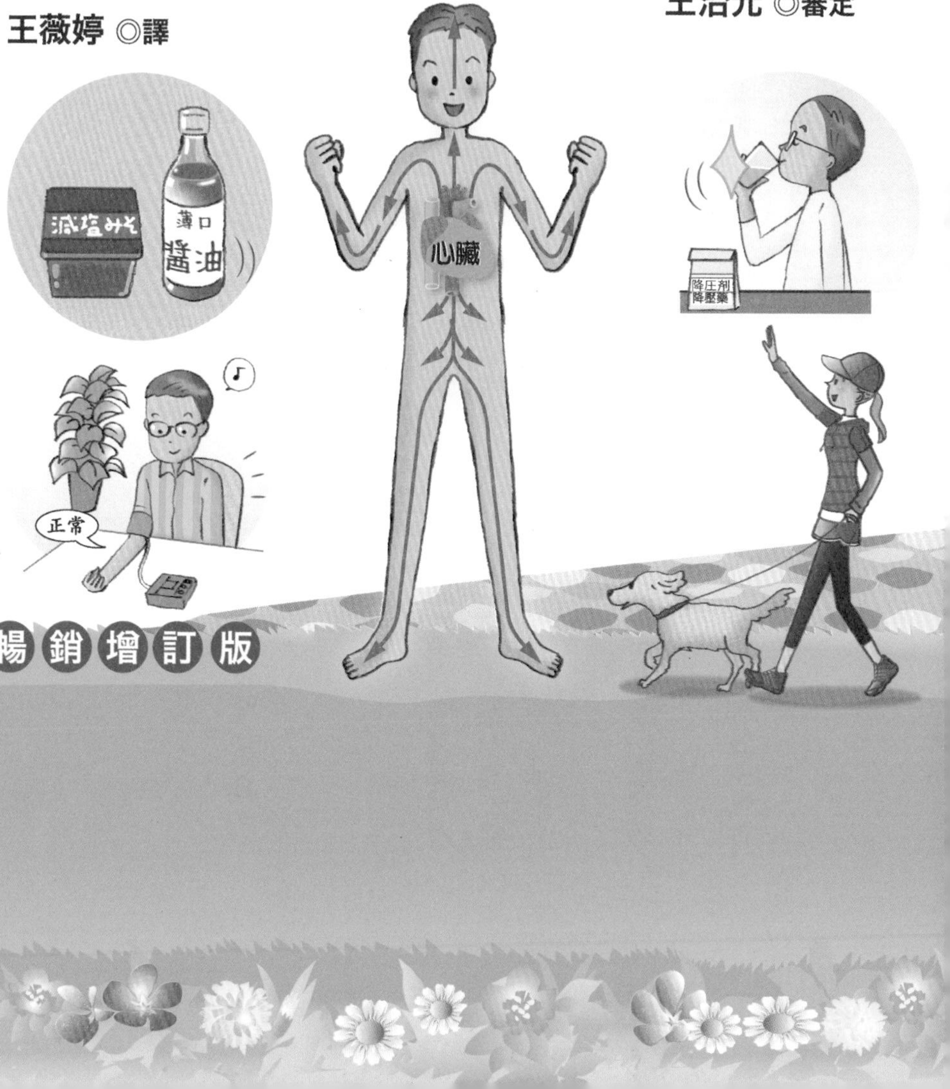

暢銷增訂版

【前言】

別輸給高血壓，健康過生活

富野康日己

根據統計，日本的高血壓患者高達四千三百萬人（根據二〇一四年國健署的統計，台灣高血壓患者高達近五百萬人），因此被定位為「國民病」之一，甚至有「萬病之源」之稱。隨著年齡的增長，罹患高血壓的機率越高。因此，在日本，罹患高血壓可說稀鬆平常。

高血壓又與日本三大死因「癌症、心臟病、腦中風」裡的心臟病及腦中風息息相關。就算說高血壓是引發所有致命疾病的兇手也不為過。

但由於高血壓並沒有所謂的自覺症狀，很難察覺其危險性。因此，有很多患者到醫院接受治療時，情況都已經非常危急。

即便高血壓沒有引發嚴重的心臟病或腦中風，也會對腎臟造成負擔，多年的高血壓患者，罹患腎臟病的人也不在少數。

不過，就算是高血壓或血壓較高的人，也沒必要因此自暴自棄。

正如大家所知，**被視為一種生活習慣病的高血壓，其實深受飲食、運動等個人生活習慣的影響**。因此，**只要改變飲食、運動等生活習慣，就能防止情況繼續惡化，也可以加以治療**。

藥物治療的研究也日新月異，不但能減輕患者負擔，效果也更加驚人。

最重要的是**千萬別輕易放棄，聽從主治醫師指示積極接受治療**。

本書將以最深入淺出的方式說明高血壓的基本知識、最新療法與如何改變生活習慣。希望能協助大家對抗高血壓，過著幸福快樂的日子。

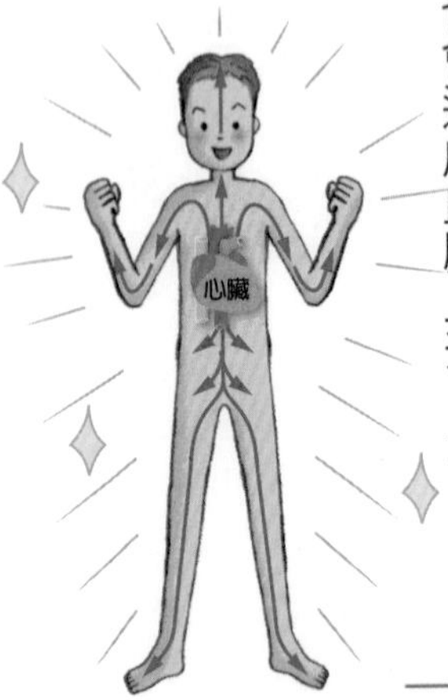
心臟

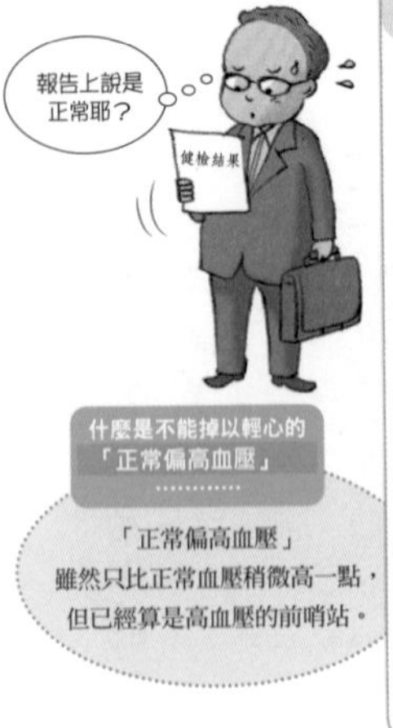
報告上說是正常耶？
健檢結果
什麼是不能掉以輕心的「正常偏高血壓」
「正常偏高血壓」雖然只比正常血壓稍微高一點，但已經算是高血壓的前哨站。

第2章 不可坐視不管！「高血壓」與「動脈硬化」

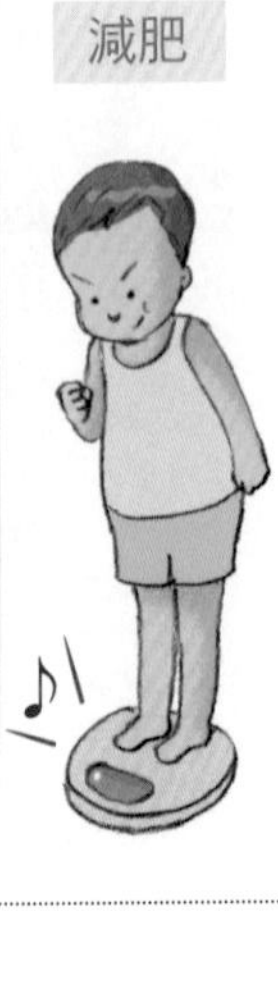

第3章 改變飲食，控制高血壓

最重要的就是要控制鹽分攝取

必須積極攝取與盡量避開的食物

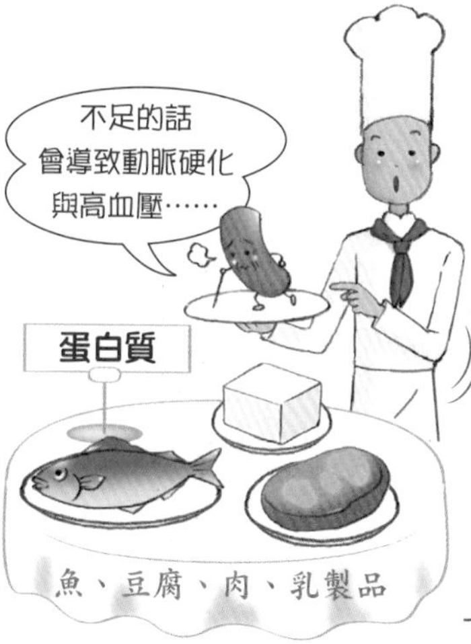

不足的話
會導致動脈硬化
與高血壓……
蛋白質
魚、豆腐、肉、乳製品

若有併發症，就要這樣吃

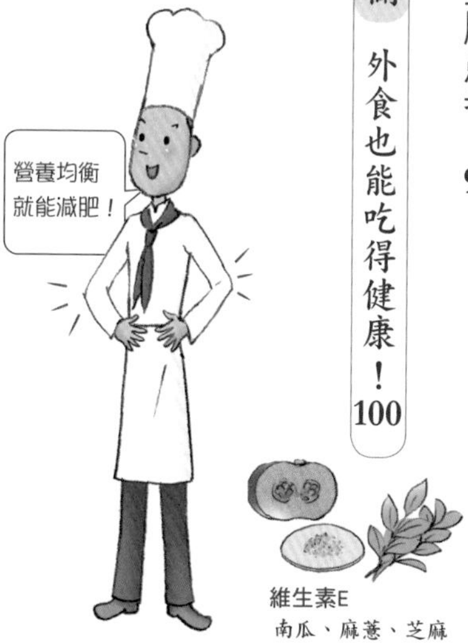

營養均衡
就能減肥！
維生素E
南瓜、麻薏、芝麻

第4章 預防高血壓的日常注意事項

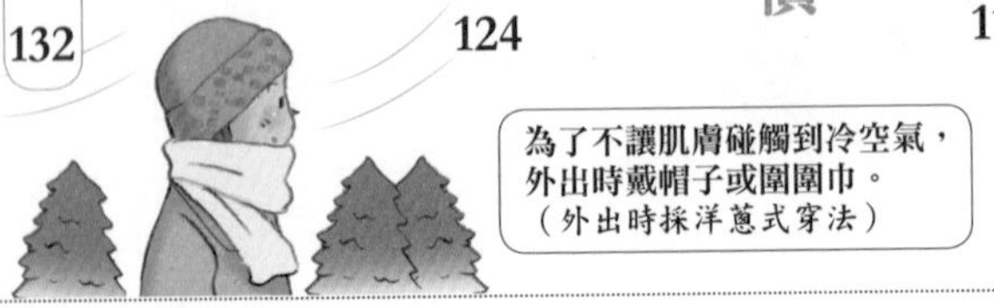

為了不讓肌膚碰觸到冷空氣，
外出時戴帽子或圍圍巾。
（外出時採洋蔥式穿法）

第5章 降壓藥治療

何謂降壓藥治療

降壓藥依功能有所不同

藥物併用

降壓藥治療的注意事項

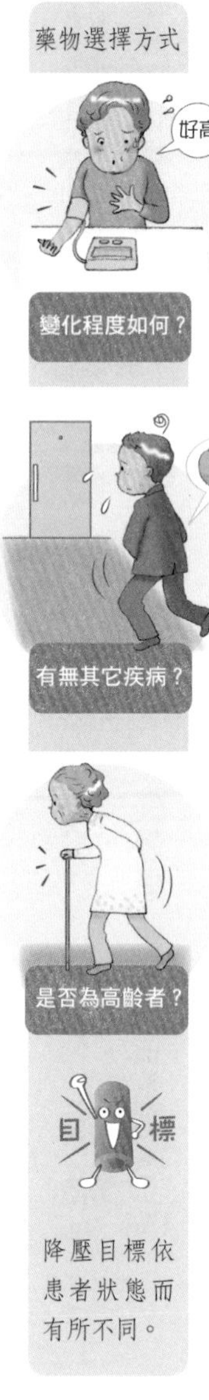

藥物選擇方式
好高
變化程度如何？
有無其它疾病？
是否為高齡者？
目標
降壓目標依患者狀態而有所不同。

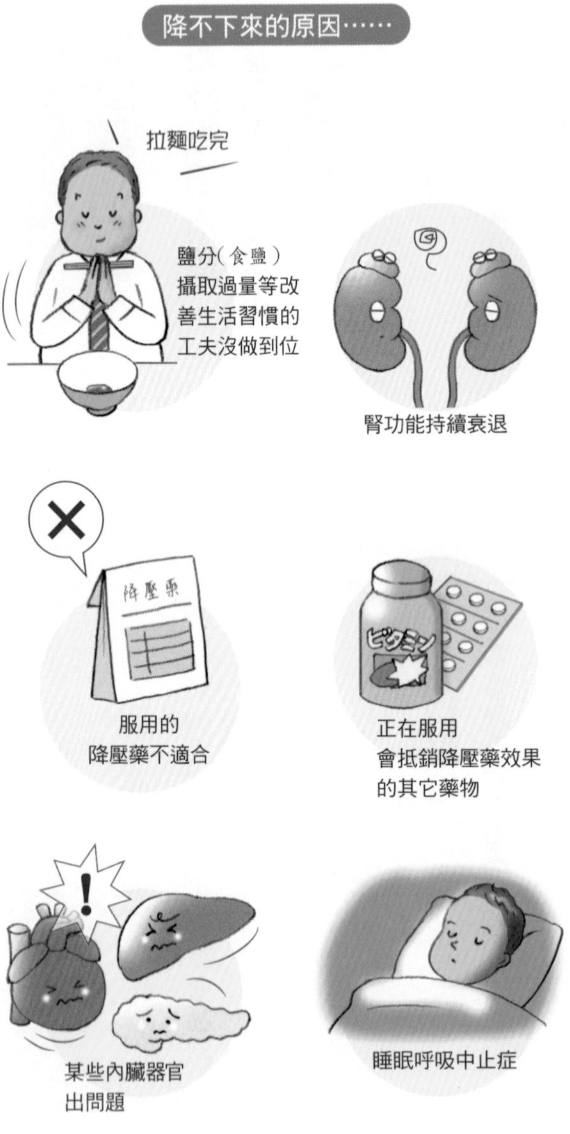

降不下來的原因……
拉麵吃完
鹽分（食鹽）攝取過量等改善生活習慣的工夫沒做到位
腎功能持續衰退
降壓藥
服用的降壓藥不適合
ビタミン
正在服用會抵銷降壓藥效果的其它藥物
某些內臟器官出問題
睡眠呼吸中止症

第1章

血壓是什麼？

「血壓升高」這句話
耳熟能詳，但「血壓」
到底是什麼？
又是如何產生的呢？

貫穿全身的血液功能

血液流動的通道遍及全身

我們的身體是由手腳、皮膚、肌肉與支撐全身的骨頭等各式器官所組成的。這些器官當中，為維持生命最不可或缺的就是**心臟**與**血液**。

人體全身上下，包括手腳、肌肉等是由約60兆個小細胞所組成的。這些細胞活動時都需要氧氣與養分，活動後也會產生二氧化碳、老舊廢物堆積在體內。而將氧氣與養分送給細胞，再負責回收二氧化碳與老舊廢物的就是血液。

心臟是負責將血液運送到全身的器官，就好比人體的幫浦。

心臟重約200～300克，大小只有一個拳頭大，但一分鐘卻能收縮60～80次，並送出6公升的血液，為了將血液送往全身，心臟會藉由收縮將大量血液送至主動脈。

這就好比腳踏車的打氣筒跟車輪內胎。心臟是打氣筒，血管則是內胎。打氣筒一壓，空氣就會被送到內胎，讓內胎出現氣壓。平常打氣時，為了確認氣有沒有充飽，不是都會按一下輪胎嗎？心臟收縮時，血管也會出現相同情況，這就是所謂的血壓。

下頁則將詳細解說人類生存不可或缺的血液運作。

維持生命不可或缺的心臟與血液

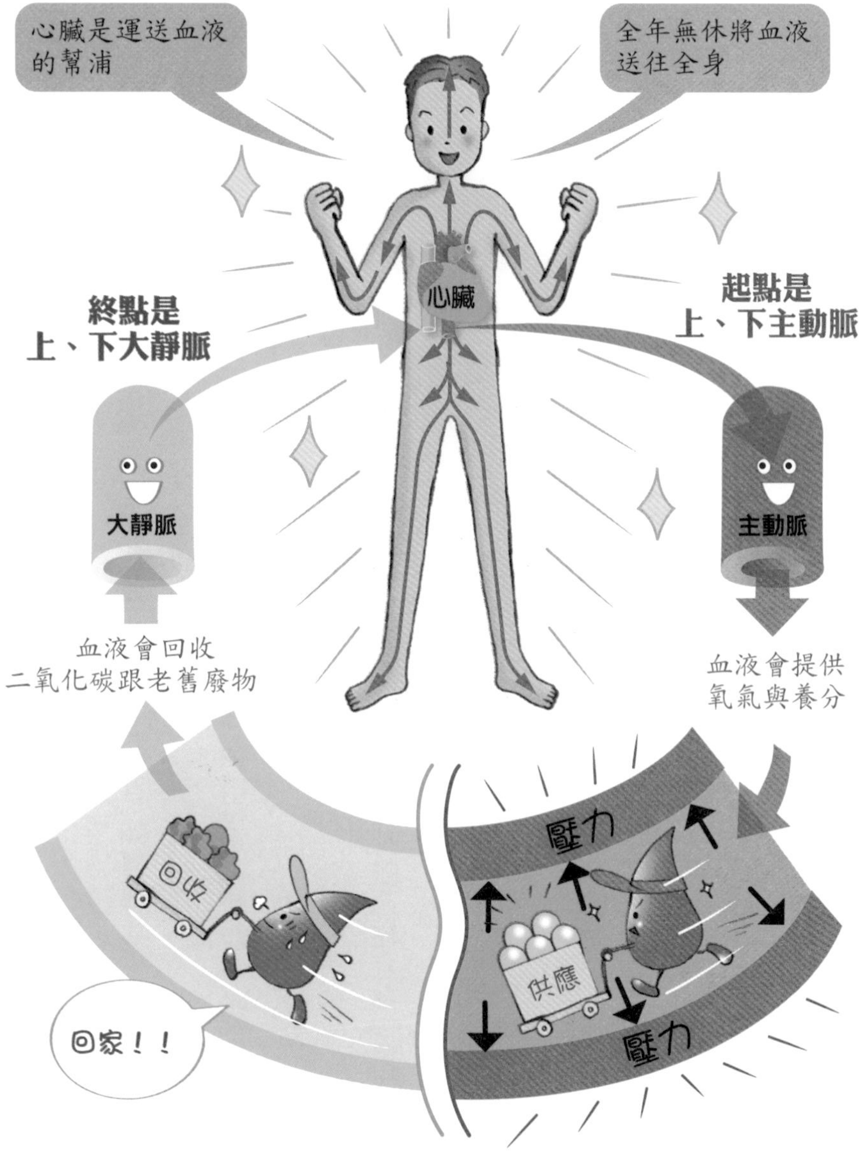
心臟是運送血液的幫浦
全年無休將血液送往全身
心臟
終點是上、下大靜脈
起點是上、下主動脈
大靜脈
主動脈
血液會回收二氧化碳跟老舊廢物
血液會提供氧氣與養分
回收
回家！！
壓力
供應
壓力

「血壓」就是血液流動時施予血管壁的壓力。

上一節提到血液的功能是負責運送氧氣與養分。那麼，血液是如何運往全身的呢？

首先，血流的起點就是心臟，心臟又分左右兩邊。

心臟收縮時，從右心室送出的血液會經由肺動脈送到肺部，再透過肺部微血管釋放出二氧化碳，吸收氧氣。最後再經由肺靜脈回到左心房。

這就是為了讓血液能擁有更多氧氣的「**肺循環**」。

而回到左心房的血液，會隨著心臟收縮進入左心室，再經由主動脈運往全身。這就是將來自肺部的氧氣送往全身的「**體循環**」。

被全身所有細胞「使用過」的血液會再經由大靜脈回到右心房，接著再被送入肺循環。

經由體循環送往全身的血液，其目的地五花八門。

為了維持本身的生命活動，所有細胞都需要氧氣跟養分。血液從動脈流到微血管，運送氧氣跟養分，接著再回收二氧化碳跟老舊廢物，從微血管流向靜脈，最後回到心臟。

舉例來說，手部活動時會用到手部肌肉。肌肉使用氧氣跟養分來活動後，就會產生二氧化碳跟*老舊廢物。也就是說，為了支援「手部活動」，心臟就必須運送更多的血液到手部。而像飯後的消化器官，這種人們不會特別意識到的身體活動，也是需要大量氧氣跟養分。

用語解說

老舊廢物　攝取的食物被人體利用，並進行物質代謝後，所產生的廢物，包括氨、尿素與尿酸等。都會以尿、汗的形式排出體外。

維持細胞生命活動的血液循環

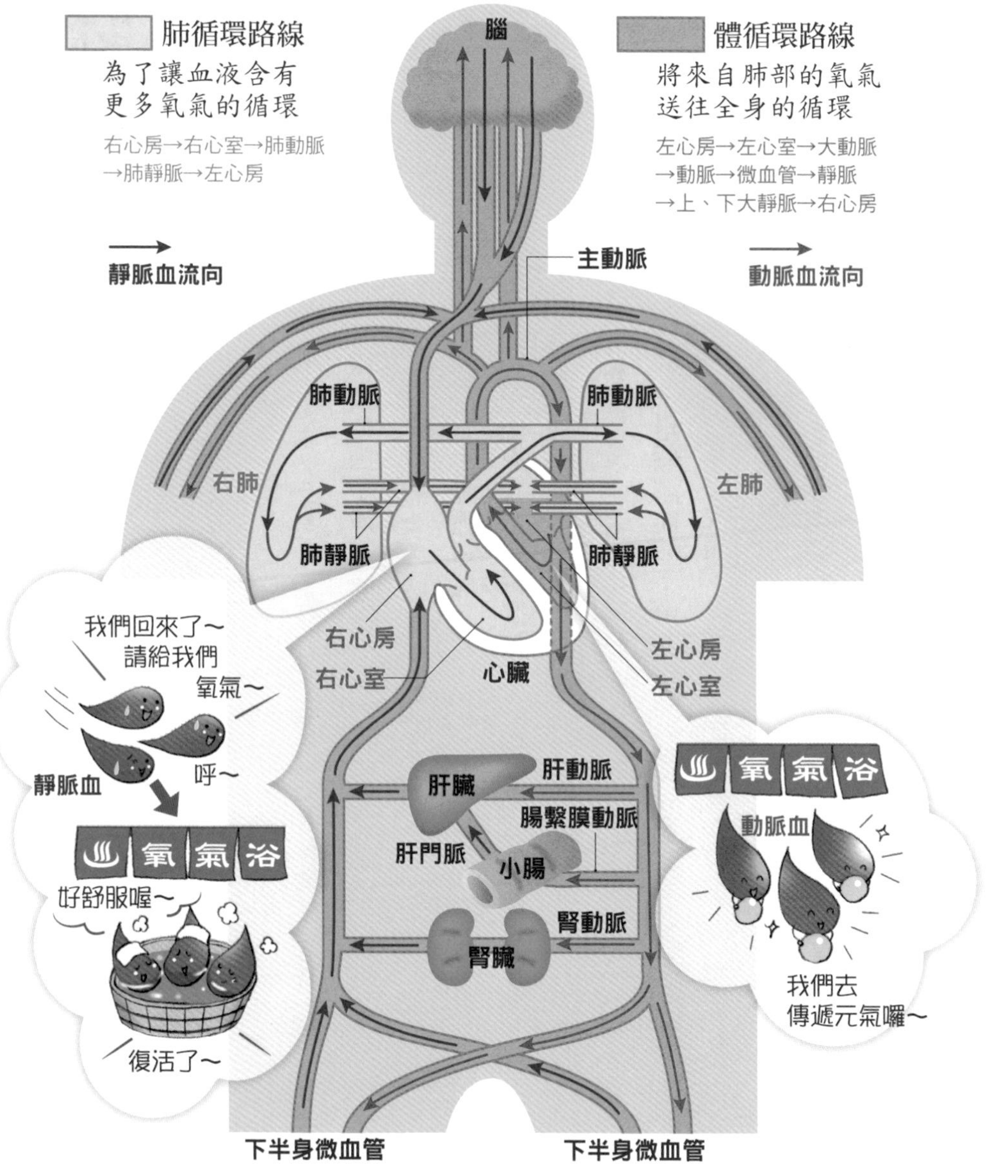
肺循環路線
為了讓血液含有
更多氧氣的循環
右心房→右心室→肺動脈
→肺靜脈→左心房
體循環路線
將來自肺部的氧氣
送往全身的循環
左心房→左心室→大動脈
→動脈→微血管→靜脈
→上、下大靜脈→右心房
靜脈血流向
動脈血流向
腦
主動脈
肺動脈
肺動脈
右肺
左肺
肺靜脈
肺靜脈
右心房
右心室
心臟
左心房
左心室
我們回來了～
請給我們
氧氣～
呼～
靜脈血
氧氣浴
好舒服喔～
復活了～
肝臟
肝動脈
腸繫膜動脈
肝門脈
小腸
腎動脈
腎臟
氧氣浴
動脈血
我們去
傳遞元氣囉～
下半身微血管
下半身微血管

來認識血管構造吧！

血管內部的壓力為何會改變？

大家應該知道血壓分為「收縮壓（最高血壓）」與「舒張壓（最低血壓）」吧。

血壓並不會永遠保持不變。心臟會藉由不斷的收縮與擴張，將血液送到主動脈，再從大靜脈將血液送回來。

心臟收縮一次，約有70 ml的血液流到主動脈。此時產生的壓力，就稱為**收縮壓**。因壓力最強，所以也被稱為**最高血壓**。不過，這並不表示心臟擴張時血壓就會消失。主動脈可是彈性十足的「柔軟內胎」。因此，來自心臟的血液並非一次就全部流向主動脈，而是藉由柔軟主動脈的膨脹，讓血液在主動脈中維持一定的份量。

心臟的瓣膜就像內胎的栓子一樣，是個讓血液不會逆流回心臟的機關。心臟擴張時，瓣膜會關上讓血液不逆流。血管也會藉由本身彈力收縮，將血液送往全身。

此時的血壓就被稱為**舒張壓**，也是所謂的**最低血壓**。

主動脈不只是運送血液的路徑，更能藉由本身的彈性減緩血壓的劇烈變化，並持續將血液送往全身。因此，主動脈的動脈壁非常有彈性，與大靜脈比起來也較厚。

血壓的穩定靠動脈的彈性來維持

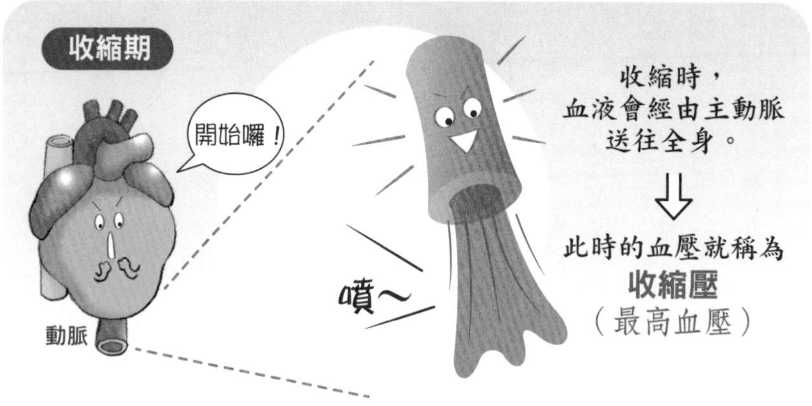
收縮期
開始囉!
動脈
噴~
收縮時,
血液會經由主動脈
送往全身。
此時的血壓就稱為
收縮壓
(最高血壓)

擴張期
這次
讓我來!
麻煩你了!
噴~
部分血液
會留在動脈裡。
這些血液透過
「動脈的彈力」
送往全身。
此時的血壓就稱為
舒張壓
(最低血壓)

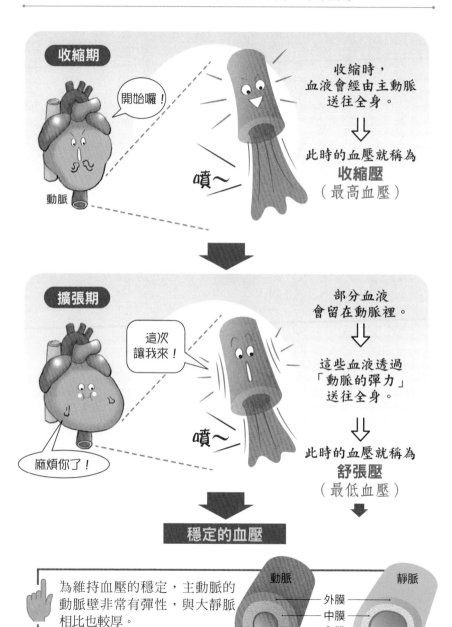

穩定的血壓

為維持血壓的穩定,主動脈的動脈壁非常有彈性,與大靜脈相比也較厚。

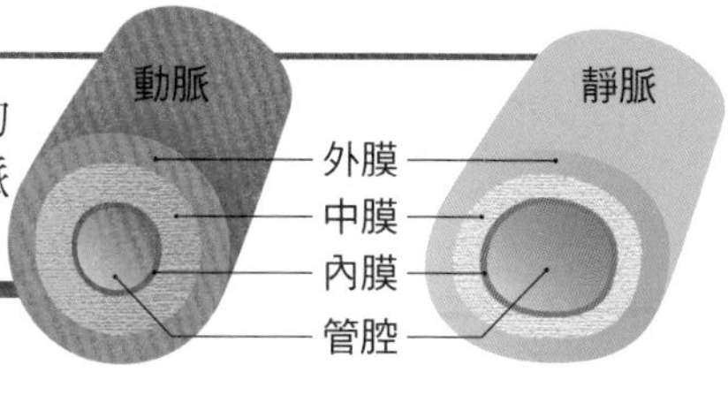
動脈
靜脈
外膜
中膜
內膜
管腔

血管本身也會造成血壓上升

血管除了是血液流動的通道，更會配合心臟的收縮來調節血壓。不過，它也是造成血壓上升的原因。

在此，先來整理一下決定血壓高低的原因吧。

血壓高低取決於流出心臟的血液量、全身血液量與通過血管時的阻抗性。

從心臟流出的血液量稱為「**心輸出量**」，通過血管時的阻抗性則是「**血管阻力**」。

血管阻力主要是因為末端血管的抵抗力出現問題，而血管變細、血液變稠造成的血流不順，都會提高阻力。

心輸出量增加，心臟就必須更強力收縮，因此造成更大的壓力。

雖然目前尚未釐清心輸出量增加或血管阻力提高的原因，但動脈硬化卻是很大的因素。

正如字面所示，**動脈硬化**就是動脈血管壁變硬的狀態。血管壁變硬，主動脈就無法配合心臟的收縮，因而造成收縮壓上升，舒張壓下降。

這樣就會導致送出血液的力量減弱，心輸出量隨之增加。

動脈硬化也會導致血管變細，造成血液不易回流，增加血管阻力。如此一來，若想將所需血液送往全身，心臟就必須施予更大的壓力，血壓自然會上升。

失去彈性的動脈是造成高血壓的主要原因

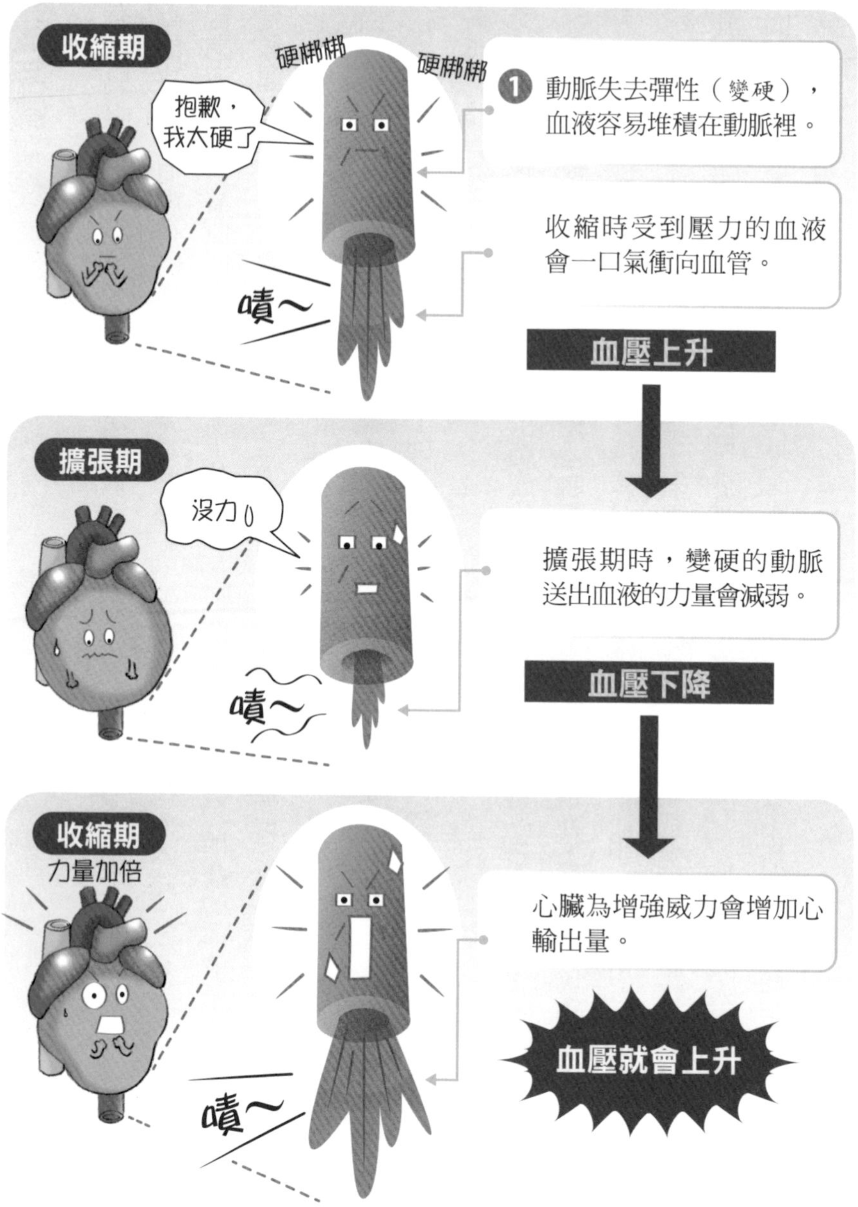

有人會說自己「早上起不來，是因為低血壓」。為什麼低血壓早上會起不來呢？這就關係到血壓的特性。血壓是將血液送往全身的壓力，太高太低都不好。因此，必須要有能在適當時機進行調節，將所需血液送至全身上下的組織。但問題就在於身體所需的血液量並不固定。

就像運動肌肉時，會用到大量氧氣與養分，人在活動時就需要較多血液。因此，白天活動與晚上睡覺時所需的血液量就大不相同。此時，「*自律神經」就會發揮作用，控制血壓，調整送出的血液量。白天為了讓身體充滿元氣，自律神經裡的「**交感神經**」會開始活躍，讓血壓維持在高點，輸送更多的血液。晚上則是「**副交感神經**」較為活躍，讓身體可以好好休息，血壓也較低。

交感與副交感神經的交互作用所造成的一天血壓變化就稱為「**日血壓變化**」。無論健康與否，每個人的血壓整天都不停在變化。血壓的變化不只有白天跟晚上。用餐、運動、洗澡、排泄等活動，或是憤怒、興奮、緊張等情緒都會促使交感神經發揮作用，讓血壓有所變化。

舉例來說，運動時肌肉需要大量氧氣與養分，此時交感神經就會開始活躍讓血壓上升，加大血流。結束運動後，則是副交感神經讓血壓下降。一開始所說的「低血壓的人早上起不來」，就是因為低血壓會讓血液無法順利送出，剛起床時交感神經也較不活躍，因此讓大腦與所有器官都無法獲得足夠血液。

用語解說

自律神經　控制內臟、血管、腺體等維持生命等重要機能的神經。其運作與人類的意識無關。由交感神經與副交感神經所組成。

控制血壓變化的「自律神經」

血壓一整天都在改變，這就是所謂的血壓變化。是由自律神經負責控制，並可分為「交感神經」與「副交感神經」。

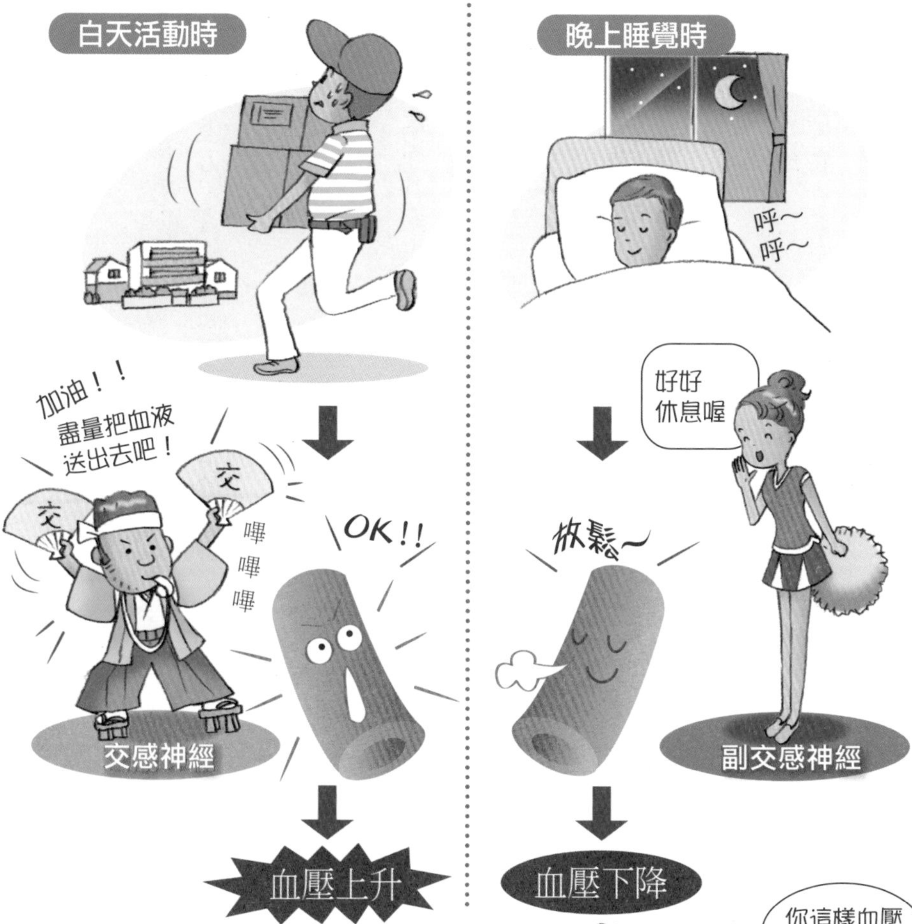

造成血壓變花的因素五花八門
- 運動、飲食、排泄
- 憤怒、興奮、緊張等情緒

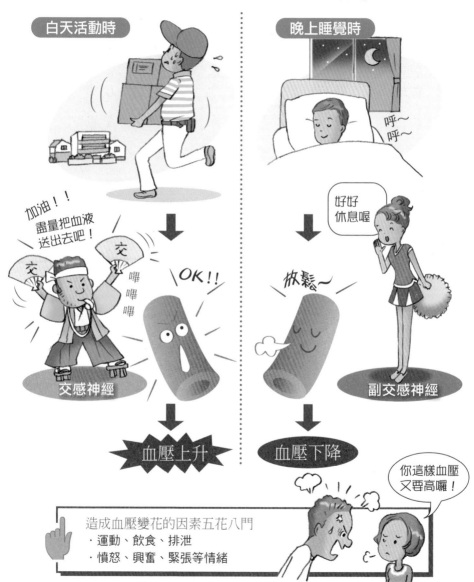

腎臟也與血壓息息相關

大家知道「腎臟會影響血壓」嗎？腎臟其實跟血壓頗有淵源喔。

腎臟位於橫隔膜下方，脊柱左右兩邊長約12cm、寬約6cm、厚約3cm，重150克，形狀長得很像豆子的小器官。

簡單來說，腎臟的功能就是過濾血液裡的老舊廢物製造尿液，並藉此來控制體液裡所含物質與體液的份量。

腎臟裡有一個由微血管聚集成球狀的組織，就叫做「**腎絲球**」。腎絲球就像過濾網一樣，能過濾經由腎動脈進入腎臟的血液。此時會藉由控制排放的鈉數量來維持血液中的鈉平衡（血液PH值），並藉由調整尿量來控制血液量。

腎臟還能分泌一種名為「＊腎素（rennin）」的酵素，製造「血管收縮素」。血管收縮素能促進血管運作，收縮全身血管。由此可知，腎臟也會影響到血壓的上升。

但若大量血液流入就會傷害到腎絲球，引發腎動脈硬化，腎絲球的機能也會跟著衰退。又因為腎絲球的微動脈變窄，血流量因此降低。腎臟會誤以為血壓下降，因此分泌出更多能升高血壓的腎素，導致血壓不斷升高，造成腎絲球的負擔，陷入一發不可收拾的惡性循環。

這就是所謂的**腎硬化**，甚至可能會惡化成腎衰竭。

若想預防就必須學會控制血壓。

用語解說

腎素　是腎臟所分泌的蛋白質分解酵素。身體脫水就會分泌，以轉換特定物質的方式，來促使血管收縮增加血液量，藉此調節血壓。

腎臟運作為什麼會導致高血壓？

腎臟會分泌名為「腎素」的酵素來調節血壓，避免血壓過低。

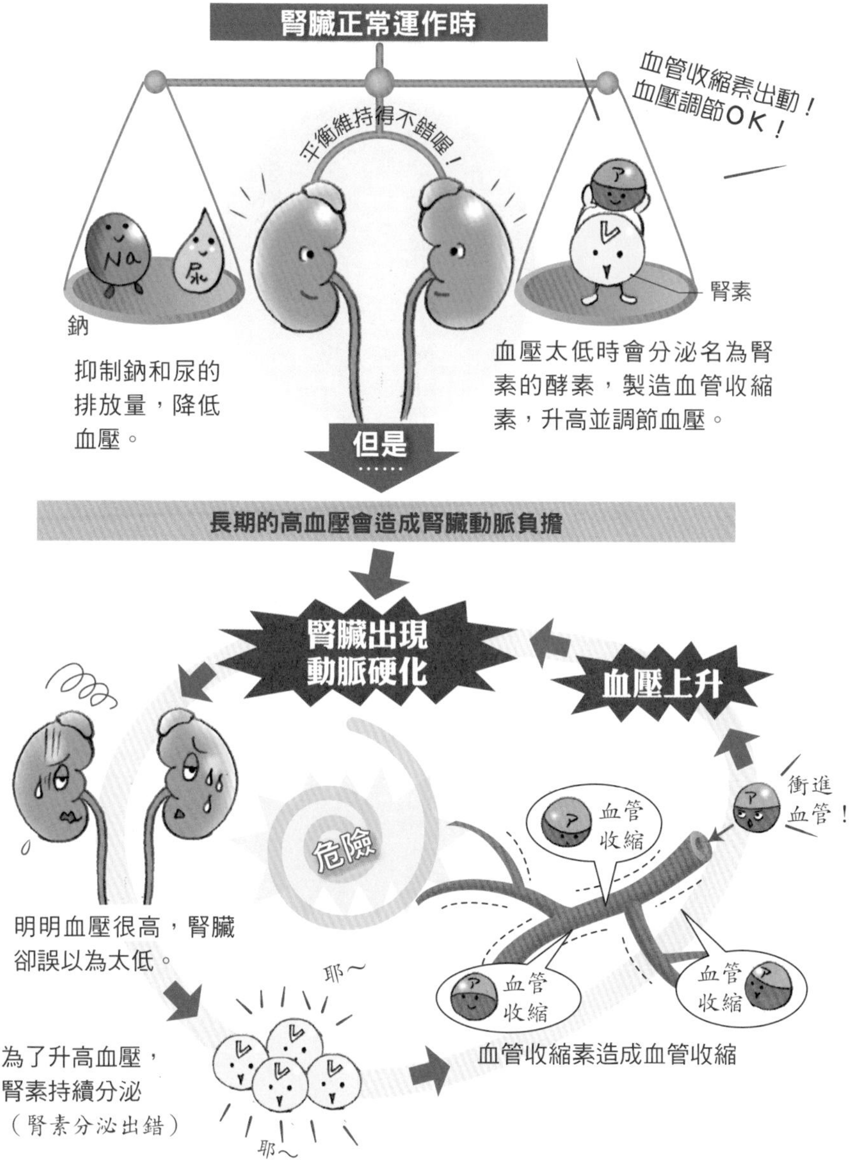
腎臟正常運作時
平衡維持得不錯喔！
血管收縮素出動！
血壓調節OK！
Na
尿
鈉
腎素
抑制鈉和尿的排放量，降低血壓。
血壓太低時會分泌名為腎素的酵素，製造血管收縮素，升高並調節血壓。
但是……
長期的高血壓會造成腎臟動脈負擔
腎臟出現動脈硬化
血壓上升
危險
明明血壓很高，腎臟卻誤以為太低。
為了升高血壓，腎素持續分泌
（腎素分泌出錯）
耶～
耶～
衝進血管！
血管收縮
血管收縮
血管收縮
血管收縮素造成血管收縮

檢查一下血壓吧！

何謂正常血壓值？

前面已經為大家介紹過血壓的構造。那麼，怎樣的血壓值才算正常呢？

根據日本高血壓學會發行的「高血壓治療方針二〇一四」，正常血壓為收縮壓120～129mmHg，舒張壓則為80～84mmHg。這個數值與WHO（世界衛生組織）及ISH（國際高血壓學會）規定的標準值一致。

收縮壓130～139mmHg，舒張壓85～89mmHg為「**正常偏高血壓**」，會比正常的高一點。若血壓在這個範疇內的話，就可算是高血壓的前哨戰。因有研究指出這數值會造成微血管損傷，雖然無法歸類為高血壓，但絕不能掉以輕心。收縮壓超過140mmHg或舒張壓高於90mmHg，就是大家熟知的「**高血壓**」。高血壓可分為第一期、第二期、第三期三個階段（請參照左頁表格）。層級越高，情況就越嚴重。收縮壓低於120mmHg且舒張壓低於80mmHg，就是所謂的「**最佳血壓**」。罹患疾病的風險低於正常血壓是最理想的狀態。

也有血壓太低的「**低血壓**」。因為低血壓不是病，無法制定所謂的基準。因此，只要舒張壓維持在90～100mmHg，就容易出現站立型頭暈、倦怠、頭痛、眼花眼花等種種不適。

「高血壓」的定義

成人血壓值分類（mmHg）

	區分	收縮壓（mmHg）		舒張壓（mmHg）
正常血壓	最佳血壓	＜120	且	＜80
	正常血壓	120-129	且／或	80-84
	正常偏高血壓	130-139	且／或	85-89
高血壓	第一期高血壓	140-159	且／或	90-99
	第二期高血壓	160-179	且／或	100-109
	第三期高血壓	≧180	且／或	≧110
	收縮期高血壓（孤立性）	≧140	且	＜90

什麼是不能掉以輕心的「正常偏高血壓」

「正常偏高血壓」
雖然只比正常血壓稍微高一點，
但已經算是高血壓的前哨站。

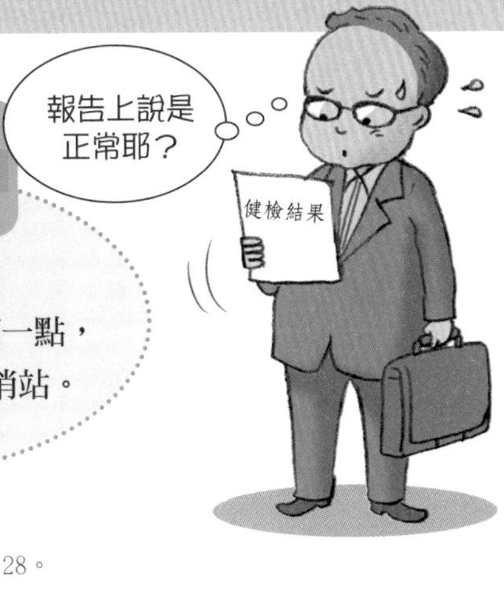
報告上說是正常耶？
健檢結果

※ 台灣高血壓定義有些微不同，請參見P.28。

高血壓沒有所謂的自覺症狀。因此，若想早期發現早期控制的話，最重要的就是量血壓。話雖如此，但血壓到底要在哪裡量呢？

多數人都會先參考健康檢查時的數值，也就是在醫療院所測得的數值。

隨著家用血壓計日漸普及，常會看到在醫療院所與自家測出的血壓值出現顯著不同的案例。

「**白袍高血壓**」就是在醫院量血壓時，看到身穿白袍的醫生與護理人員時因過度緊張造成血壓上升。這種情況下，雖然數據顯示為高血壓，但平常的血壓其實正常，並不需要接受治療。

相反地，也是有在醫療院所的數據正常，卻在自家測出高血壓的例子。在醫療院所偽裝正常的高血壓，就被稱為「**假性高血壓**」。

假性高血壓又可分成晚間到清晨會上升的「**夜間高血壓**」，早上會變高的「**早晨高血壓**」，以及工作時會上升的「**職場高血壓**」（請參考62頁）。

無論是白袍高血壓或假性高血壓，最大的問題都在無法從醫療院所的數據來得知這個人平常的血壓，這會讓醫生太晚發現病情或影響其治療方針。

因此，在家也必須要測量血壓。高血壓或血壓偏高的人，盡可能每天早晚都自行測量，藉此更加了解本身狀態，採取正確的治療與預防對策。

正確掌握血壓

門診血壓 ••••▶ 在醫療院所測得的血壓數據

家庭血壓 ••••▶ 在家測得的血壓數據

門診血壓與家庭血壓會出現誤差！

白袍高血壓

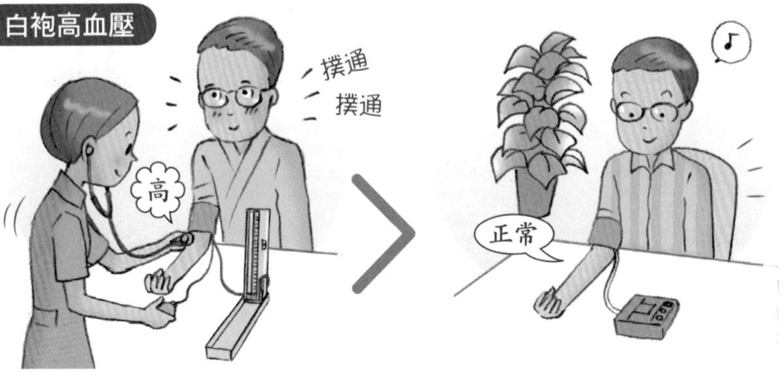

在醫院量血壓時，看到身穿白衣的醫生與護理人員時，因過度緊張造成血壓上升。

假性高血壓

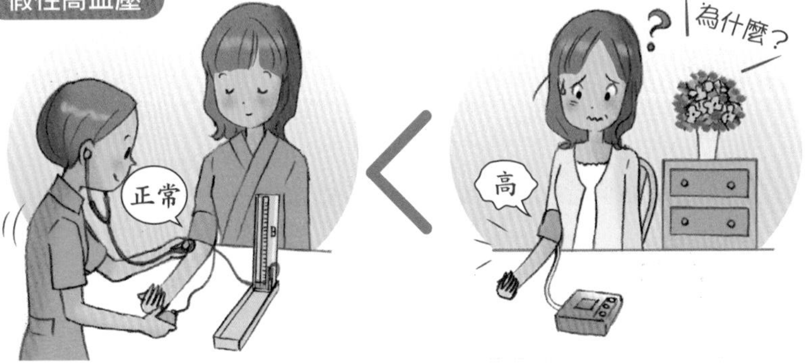

在醫療院所量正常，在家量卻變高血壓。

為了測出最正確的血壓數據，在醫療院所測得的數據與在家「自行測量」的數據必須要雙管齊下一併參考。

NOTE

台灣的高血壓定義與分類

台灣高血壓的定義分類與日本有些微不同，可參考下表。

「高血壓」的定義與分類

血壓分類	收縮壓（mmHg）		舒張壓（mmHg）
正常血壓	<120	和	<80
高血壓前期	120-139	或	80-89
高血壓第一期	140-159	或	90-99
高血壓第二期	160-179	或	100-109
高血壓第三期	≥ 180	或	≥110
單獨收縮期高血壓	≥140	且	<90

資料來源：《2016 高血壓治療指引民眾版衛教手冊》

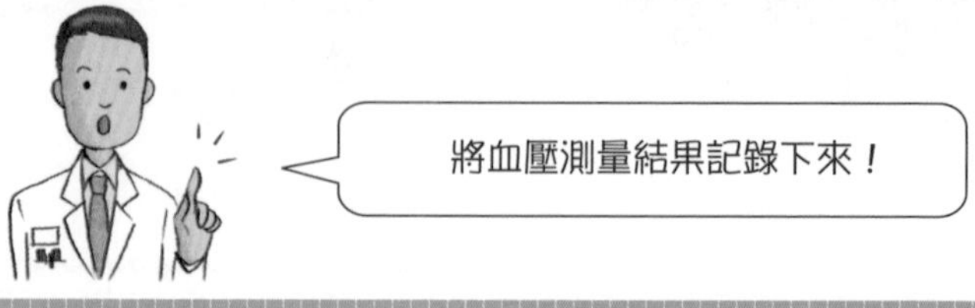

第2章

不可坐視不管！「高血壓」與「動脈硬化」

日本人的高血壓大多為「本態性高血壓」。本章將帶大家認識其最大誘因「動脈硬化」。

為什麼會引起「高血壓」？

高血壓有兩種

目前日本的高血壓患者估計約有四三〇〇萬人。根據日本「平成二十五年（二〇一四年）國民健康、營養調查」顯示，20歲以上的日本人中，收縮壓超過140mmHg的男性占38.3％，女性則為29.7％。由此可知，罹患高血壓的人比例相當高。

而高血壓可分兩種類型。第一種是由其它疾病所引起的高血壓，故被稱為「**續發性高血壓**」。源自其他疾病，所以必須從造成高血壓的疾病開始著手治療。但日本的高血壓患者裡，屬於續發性高血壓的人不到兩成。也就是說，有超過八成以上的患者，罹患高血壓的原因依舊未明（台灣約為九成）。這種並非特定原因所引起的高血壓，則被稱為「**本態性高血壓**（原發性高血壓）」。

即使是非特定原因所引起的本態性高血壓，還是有「容易造成高血壓的誘因」，那就是遺傳跟生活習慣。高血壓形成基因包括「腎素——血管收縮素基因」、「心房利鈉肽」、「β受體」等二十多種。擁有超過兩種以上的基因，就會增加罹患高血壓的可能性。而會造成高血壓的生活習慣則包括鹽分攝取過剩、吃太多、壓力、抽菸、飲酒過量、運動不足等。

高血壓分兩種

高血壓分特定原因與非特定原因兩種。

1 「知道原因」的高血壓

續發性高血壓

疾病所引起的「高血壓」

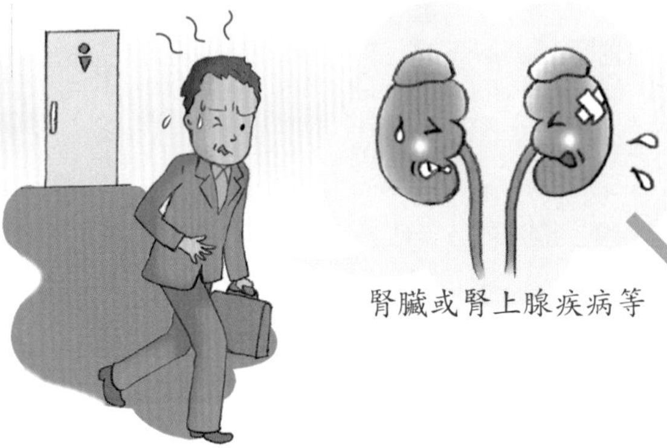
腎臟或腎上腺疾病等

血壓上升！
遺傳？
壓力？
暴飲暴食？
運動不足？

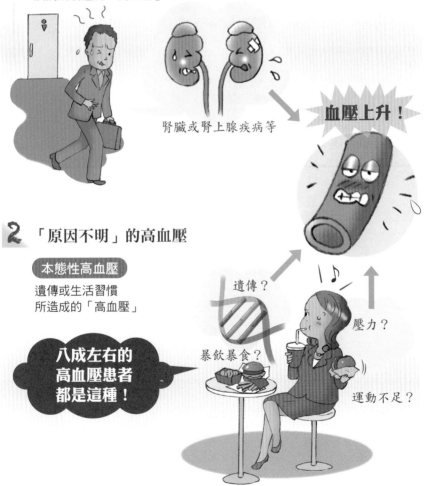

2 「原因不明」的高血壓

本態性高血壓

遺傳或生活習慣
所造成的「高血壓」

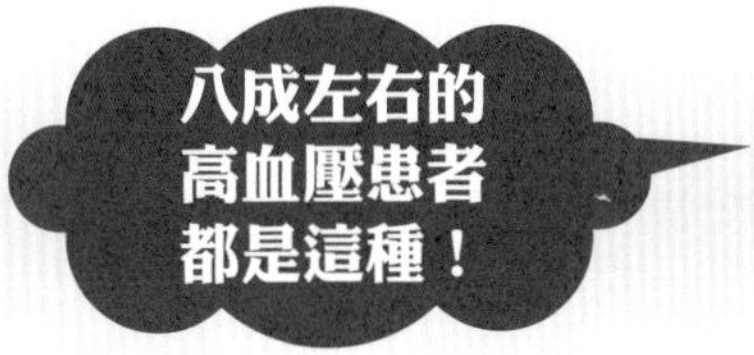
八成左右的
高血壓患者
都是這種！

不知不覺就罹患了高血壓

前面介紹過目前日本的高血壓患者約有四三〇〇萬人。隨著檢驗技術的進化、健康檢查與血壓計的普及，高血壓早非難以察覺的疑難雜症。

話雖如此，但每年仍有十萬人死於高血壓所引起的疾病。

為什麼高血壓是如此「恐怖」的疾病呢？這是因為日本的高血壓患者有八成以上是原因不明的本態性高血壓，而且高血壓幾乎沒有所謂的自覺症狀。

高血壓也沒有特別顯著的特徵。因此，家庭主婦或自營業等較少有機會接受健檢的人，都較難察覺自己其實罹患了高血壓。即使檢查出自己「高血壓」或「血壓偏高」，但還是有很多人不以為意，也不會主動積極接受治療或改變生活方式。

但血壓偏高卻會對人體造成極大壓力。雖然不會造成生活上的不便，但放著不管的話，會在不知不覺間引發動脈硬化、狹心症或腦血栓等併發症。

若不積極接受治療，高血壓也會導致劇烈頭痛、肩膀痠痛、喘不過氣、心悸、水腫、頻尿、多尿、少尿等症狀。當出現這些症狀時，就表示併發症已經惡化到一定程度。

嚴重惡化到甚至出現腦梗塞、腦出血等危及性命的重大疾病也不足為奇。因此，高血壓也被稱為「*沉默的殺手」。

那麼，哪些人容易在不知不覺中讓高血壓日漸惡化呢？

用語解說　沉默的殺手　沒有任何明顯症狀的情況下，病情逐漸惡化。某天突然出現腦中風、心肌梗塞等危及性命的重大疾病。

高血壓被稱為「沉默的殺手」的原因

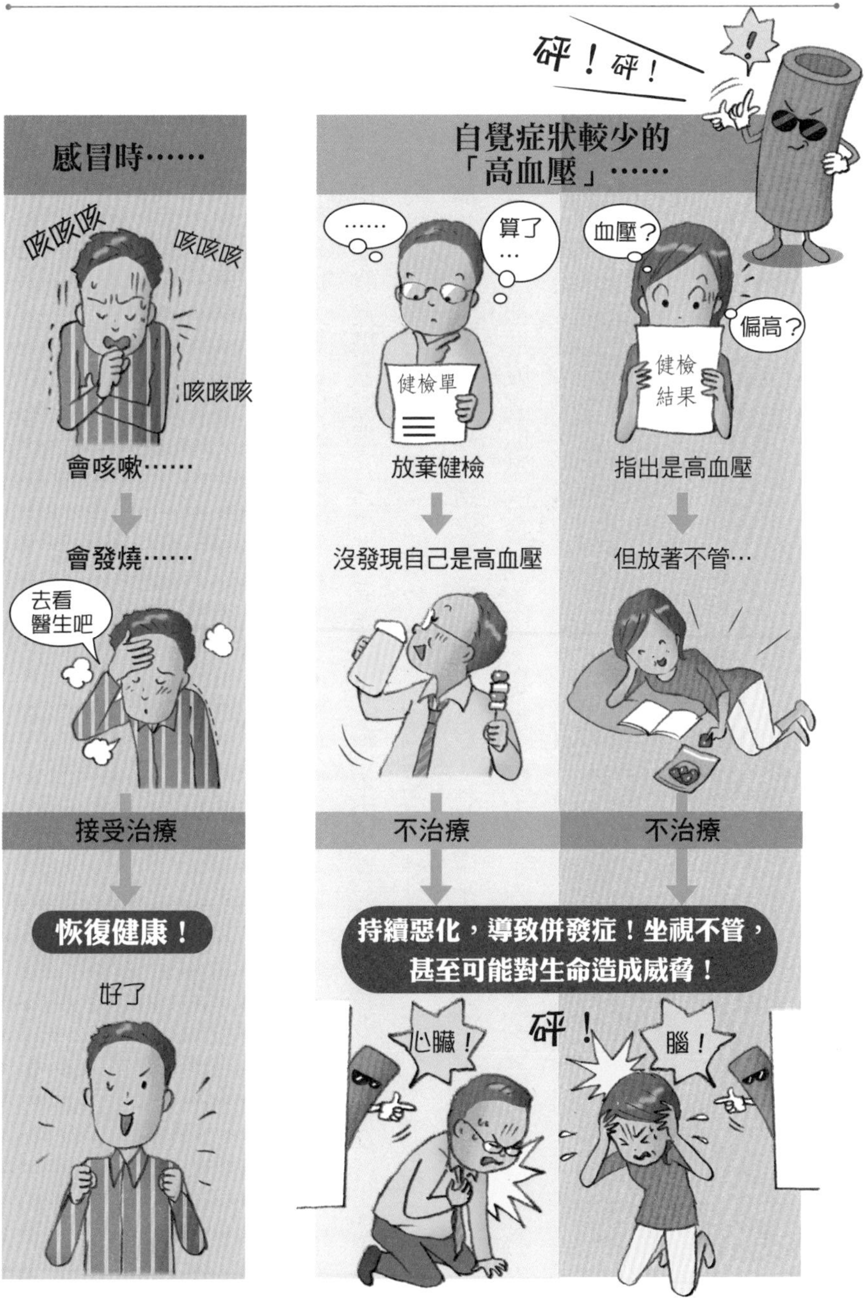

這樣的生活習慣會導致高血壓

本態性高血壓的誘因包括遺傳與生活習慣。有高血壓基因並不表示就一定會罹患高血壓。不過，就算沒有高血壓基因或數量較少，並不代表就一定沒事。

生活習慣也占了舉足輕重的角色。那麼，究竟有哪些生活習慣容易引發高血壓呢？

第一個必須提到的就是「**鹽分攝取過量**」。

雖然日本料理是深受矚目的健康飲食，但唯一的缺憾就是鹽分攝取量過高。

雖然在「日本人飲食攝取標準（二〇一五年版）」裡指出男性每天的攝取量要低於8.0克，女性要低於7.0克，但「平成二十五年（二〇一四年）國民健康、營養調查」的結果卻顯示成年男性的攝取量為11.1克，女性為9.4克。這更遠遠超過WHO（世界衛生組織）制訂的5.0克／日。

壓力則是勞動階層裡造成高血壓的最大要因。覺得有壓力時，交感神經就會處於優勢，心輸出量因此升高，造成血壓上升。

吸菸也會造成末端血管收縮，導致血壓上升。而這也與之後會詳細說明的動脈硬化息息相關。

其他包括**暴飲暴食**導致的肥胖、**運動不足**與**飲酒過量**也都是造成血壓上升的誘因。

近年受到矚目的則是與代謝症候群的關係。接下來針對此點進行詳細說明。

本態性高血壓的誘因五花八門

1 「遺傳」— 基因所造成的高血壓

除了遺傳外，高血壓也與生活習慣息息相關！

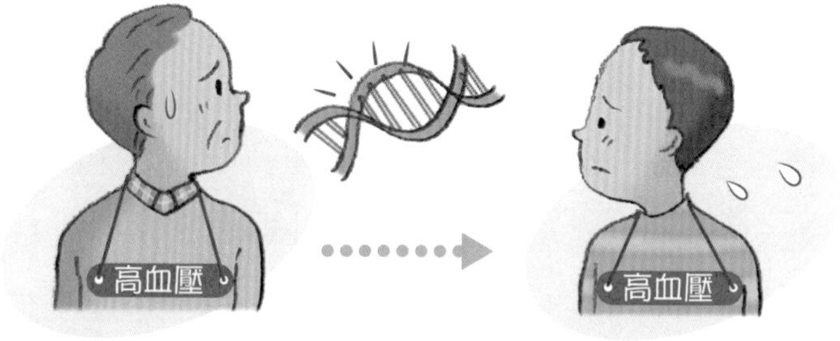

2 「生活習慣」— 日常生活習慣所造成的高血壓

本態性高血壓多半屬於此一類型，原因也五花八門。

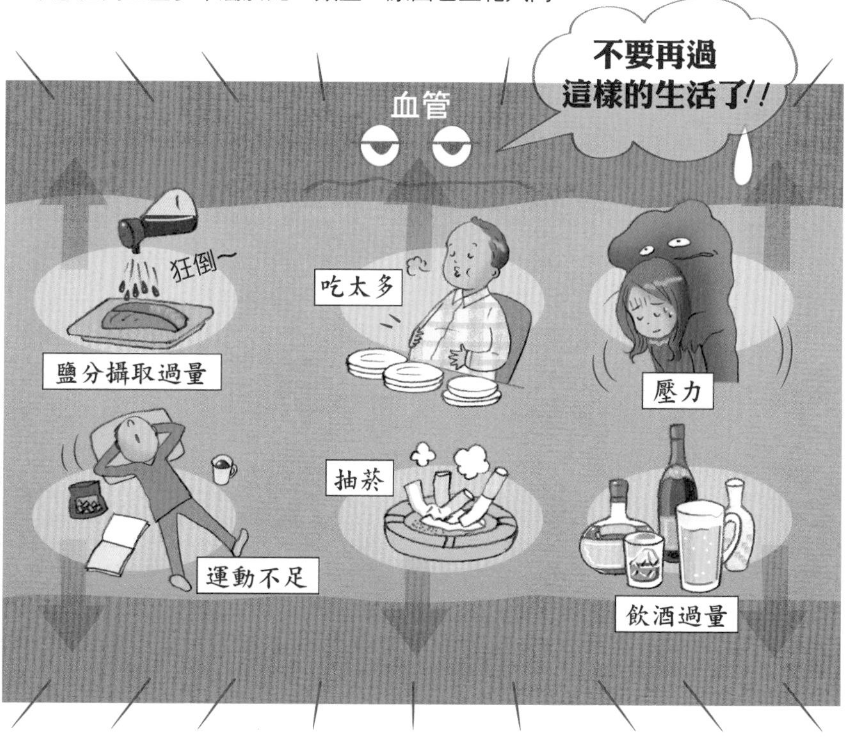
不要再過
這樣的生活了!!
血管
狂倒～
鹽分攝取過量
吃太多
壓力
運動不足
抽菸
飲酒過量

要小心「代謝症候群」！

大家早已對「代謝症候群」耳熟能詳，日常對話中，都會把它當成「變胖」或「啤酒肚」的意思。不過，大家真的了解其含意嗎？

內臟脂肪型肥胖、高血糖、高血壓以及＊高血脂，**超過兩項超標就是所謂的「代謝症候群」**。只要罹患代謝症候群，即使症狀輕微但若結合複數症狀，就會造成動脈硬化，增加罹患心血管疾病或腦血管障礙的風險，千萬要小心。

代謝症候群的兇手——內臟脂肪型肥胖，並非皮下脂肪而是由內臟周邊脂肪的累積所造成的。內臟脂肪型肥胖與高血壓的問題，就是從儲存脂肪的脂肪細胞開始惡化。

脂肪細胞會分泌一種物質阻礙降血糖的胰島素發揮功效，造成高血糖狀態。於是血液中的三酸甘油脂（中性脂肪）就會增加，形成高血脂。此時，為改善高血糖狀態，身體會分泌過量胰島素，造成高胰島素血症。高胰島素血症會促進腎臟對鈉的再吸收，增加心輸出量，使血壓上升。另一方面，脂肪細胞裡能預防動脈硬化、促進胰島素作用的脂締素（adiponectin，一種脂肪細胞激素）和瘦素（leptin，又稱瘦體蛋白）等物質的分泌會減少，這也是造成動脈硬化與高血壓惡化的主因。高血壓是代謝症候群的要素之一，代謝症候群也是導致高血壓更加惡化的誘因，互相影響的高血壓與代謝症候群，也會因此產生惡性循環。另外，高血壓與腎臟也同樣會形成惡性循環。

用語解說　高血脂　血液中脂質異常增加的情形，可分為膽固醇過多或中性脂肪過多兩種。會引起動脈硬化，也是腦中風及心肌梗塞的原因。

代謝症候群與高血壓的危險關係

代謝症候群是造成高血壓惡化的誘因。
這兩種疾病的症狀會形成惡性循環。

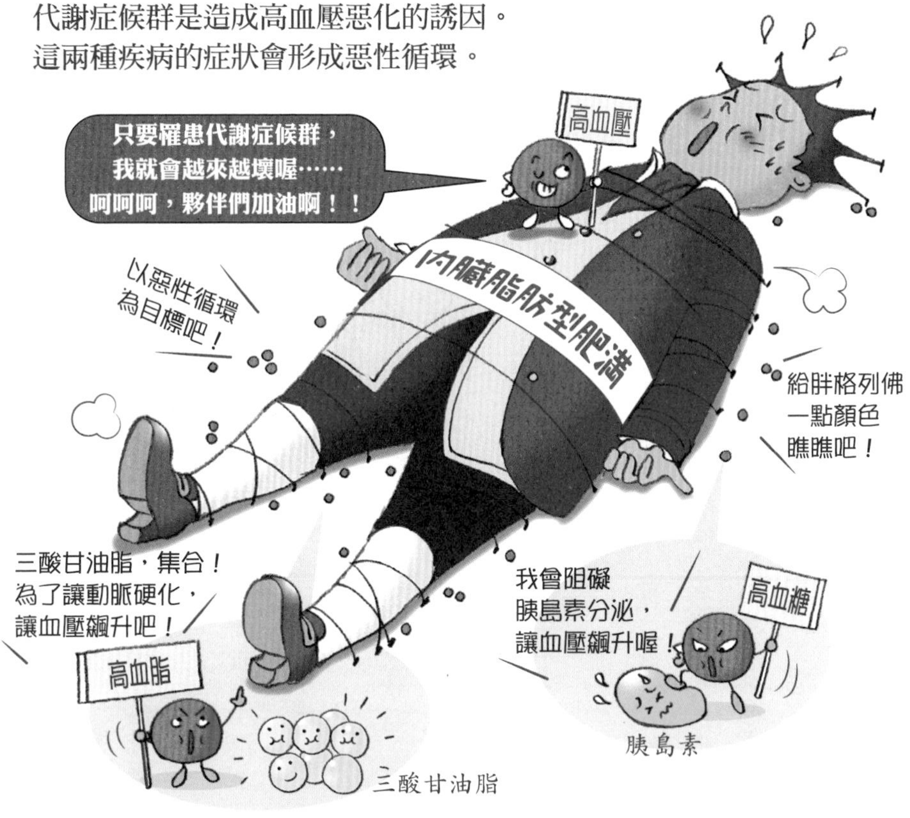

代謝症候群的檢查標準

男性 85cm 以上	以肚臍高度為基準所測量出的腰圍	女性 90cm 以上

＋

A	三酸甘油脂150mg/dℓ以上 或 高密度脂蛋白膽固醇未滿40mg/dℓ
B	收縮壓130mmHg以上 或 舒張壓85mmHg以上
C	空腹血糖超過110mg/dℓ

上述腰圍＋A～C任兩種症狀，即罹患了代謝症候群。

高血壓也會造成腎功能衰退

因為沒有任何自覺症狀，容易被忽視的高血壓，也會對腎臟造成嚴重影響。

前面也有提到，腎臟是負責過濾血液製造尿液的器官。

腎臟與高血壓的關係非常密切。腎臟病會造成高血壓，日本的續發性高血壓患者中，腎性高血壓占了極高比例（台灣亦同）。反言之，長期的高血壓也會造成腎功能衰退。

稍微來認識一下高血壓對腎臟的影響吧。

腎臟的特色就是具有大量微血管。長期處於高血壓狀態，會造成腎臟血管的動脈硬化。出現動脈硬化的血管，尤其是末端微血管，其血流速度會變慢。於是腎絲球就必須分泌大量腎素，造成高血壓更加惡化。

持續惡化會造成腎臟萎縮硬化，出現「**腎硬化症**」，減弱血液過濾功能，讓尿液中出現蛋白，也會因此出現倦怠、水腫與食慾不振等症狀。

若依舊置之不理的話，腎臟功能持續惡化，甚至導致「**腎衰竭**」。如此一來就無法回收血液中的老舊廢物製造尿液排出體外，讓全身上下充滿尿毒，引起所謂的「*尿毒症」。

尿毒症不及早治療的話，短短幾天就足以致命。想活命就必須一輩子接受血液透析治療。

腎衰竭會削弱控制腎臟血壓的功能，讓高血壓更加惡化。

用語解說　尿毒症　因腎臟功能衰退，造成尿素、肌酸酐等毒素無法順利排到尿裡，持續在體內堆積所引起的中毒症狀。

腎臟與高血壓息息相關

腎功能衰退所引起的續發性高血壓，就是所謂的「腎性高血壓」，原因大致可分為兩種。

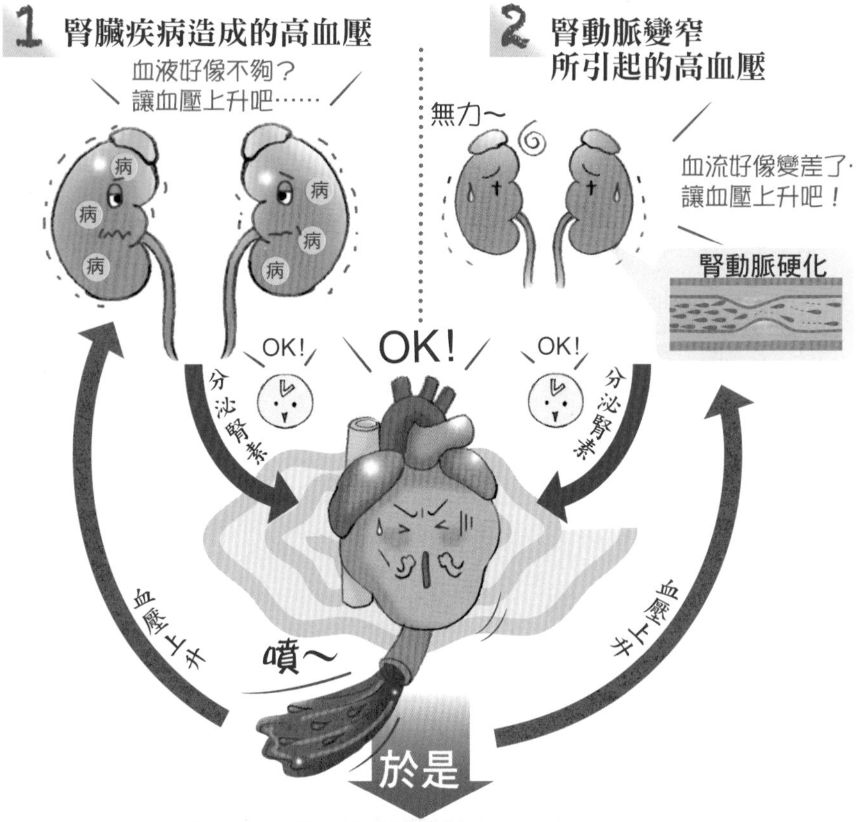
1 腎臟疾病造成的高血壓
血液好像不夠？
讓血壓上升吧……
病
2 腎動脈變窄
所引起的高血壓
無力～
血流好像變差了…
讓血壓上升吧！
腎動脈硬化
OK!
OK!
OK!
分泌腎素
分泌腎素
血壓上升
血壓上升
噴～
於是

腎臟長期處於高血壓狀態會導致腎功能更加衰退！最後……

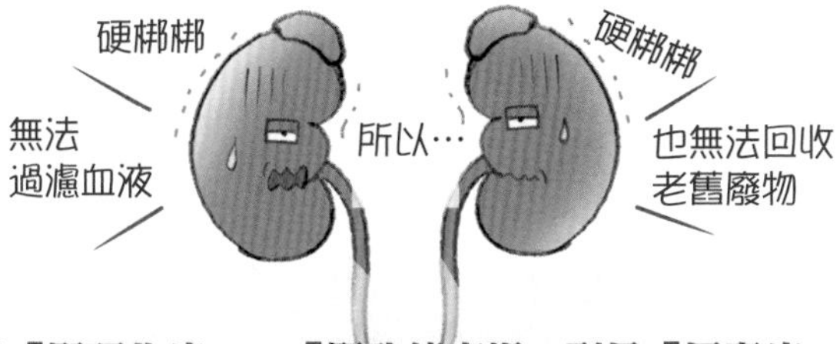
硬梆梆
硬梆梆
無法
過濾血液
所以…
也無法回收
老舊廢物

從「腎硬化症」、「腎功能衰竭」到是「尿毒症」，
若放著不管甚至會危害到性命！

高血壓若置之不理就會造成「動脈硬化」

引發各種疾病的動脈硬化

前面有提到高血壓與代謝症候群、高血壓與腎臟病會相互影響，讓病情變得更加嚴重。不過，真正的關鍵其實是「動脈硬化」。

不能對高血壓掉以輕心的最大原因，正是「**動脈硬化**」。

簡單來說，動脈硬化就是動脈變厚失去彈性，造成血流不順、阻塞，甚至變得脆弱而破裂。全身上下的血管都可能出現的動脈硬化，是會引發各式重大疾病的麻煩製造者。

以大腦為例，腦動脈出現動脈硬化，會造成內腔變窄或阻塞，導致血流受阻，無法順利輸送氧氣與養分引發「**腦梗塞**」，甚至會造成腦動脈瘤。動脈瘤一破裂，就會造成「**腦出血**」。

同理可證，心臟動脈硬化也會使內腔變窄，若阻塞就會演變成「**狹心症**」或「**心肌梗塞**」。

若動脈硬化出現在主動脈、下肢動脈或頸動脈的話，就可能形成「**主動脈瘤**」。

前面也說明過，高血壓會引起動脈硬化，動脈硬化會造成高血壓持續惡化，產生惡性循環。因此，在出現這樣的惡性循環前，就必須趁早預防。

接下來，則將針對高血壓是如何引起動脈硬化，進行詳細說明。

隨著發生的部位不同，動脈硬化會引發各種疾病

所謂的動脈硬化……

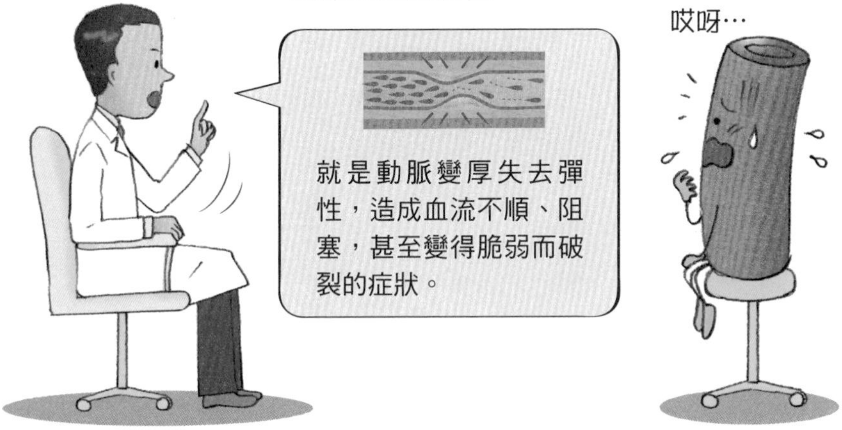
就是動脈變厚失去彈性，造成血流不順、阻塞，甚至變得脆弱而破裂的症狀。
哎呀…

舉例來說………

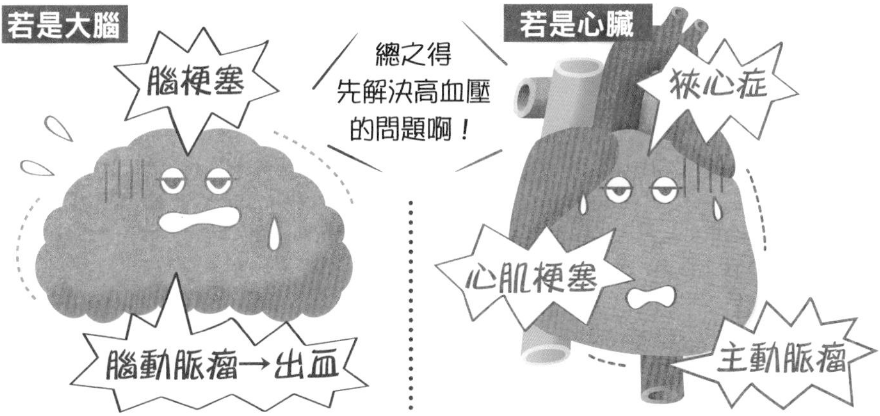
若是大腦
腦梗塞
腦動脈瘤→出血
總之得先解決高血壓的問題啊！
若是心臟
狹心症
心肌梗塞
主動脈瘤

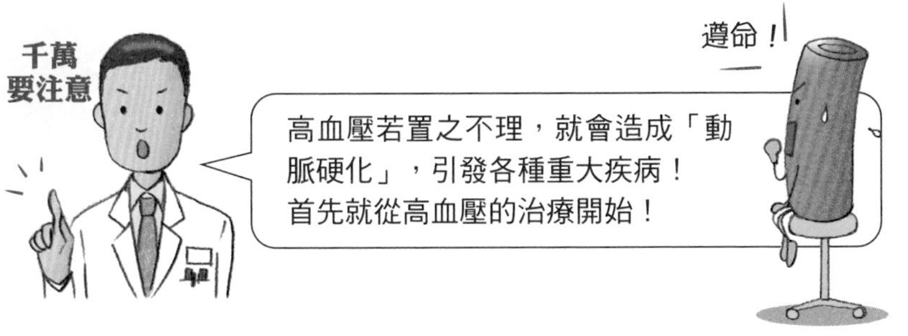
千萬要注意
高血壓若置之不理，就會造成「動脈硬化」，引發各種重大疾病！
首先就從高血壓的治療開始！
遵命！

動脈硬化就是這樣產生的

前面已經說過高血壓會造成動脈硬化。那麼，血管裡究竟是發生什麼事了呢？

動脈是血液流通的管道，可分為三層。

外側有外膜，中間是層厚厚的中膜，動脈裡就屬它最為發達。最內側的則是內膜。

動脈硬化依發生硬化的部位與特色可分為三種。

第一種是高血壓持續惡化造成內膜變厚，使血流不順的「**微細動脈硬化**」。這主要發生在腦部、腎臟等微細動脈上（審定註：其他部位，例如眼睛也可能發生）。

微細動脈硬化會造成血流不順，因此必須加大壓力，導致高血壓更加惡化。又因微細動脈硬化會讓血管變得非常脆弱，若發生在腦部則有可能導致腦出血。

第二種是「**粥狀硬化**」。這是因為名為巨噬細胞的白血球附著在受傷的血管細胞上，並吞噬掉許多低密度脂蛋白膽固醇。這些低密度脂蛋白膽固醇就會變成黏稠的粥狀物（粥狀瘤）堆積在動脈內膜，窄化、阻塞動脈內腔。粥狀硬化多半出現在腦部較粗的血管或心臟血管，引起心肌梗塞與腦梗塞。

第三種是「**中膜硬化**」。這是動脈中膜的鈣化物質沉澱，造成動脈變得又硬又脆弱。中膜硬化多半出現在主動脈、下肢動脈與頸動脈，引發主動脈瘤。

動脈硬化的種類

動脈的構造

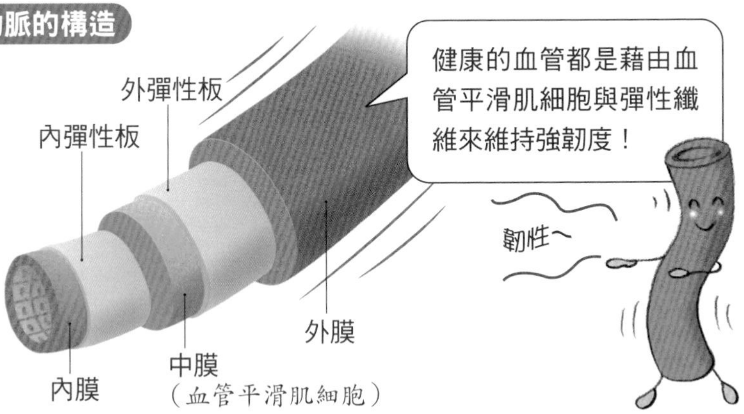
外彈性板
內彈性板
外膜
中膜
（血管平滑肌細胞）
內膜
健康的血管都是藉由血管平滑肌細胞與彈性纖維來維持強韌度！
韌性～

動脈硬化的種類

粥狀硬化

低密度脂蛋白膽固醇堆積在血管壁，造成內腔變窄。

＊常見部位＊

腦部較粗的血管或心臟血管

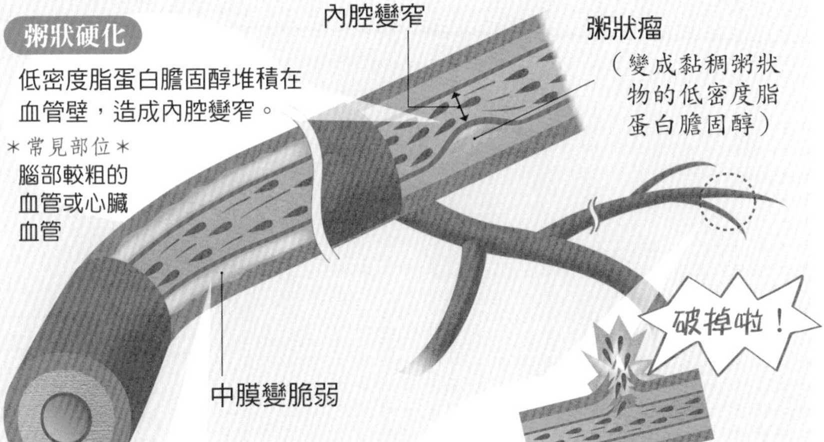
內腔變窄
粥狀瘤
（變成黏稠粥狀物的低密度脂蛋白膽固醇）
中膜變脆弱
破掉啦！

中膜硬化

動脈中膜的鈣化物質沉澱，造成動脈變得脆弱容易破裂。

＊常見部位＊

主動脈、下肢動脈與頸動脈

微細動脈硬化

發生在較細血管的動脈硬化甚至會導致整條血管壁破裂！

＊常見部位＊

腦部、腎臟等微細動脈

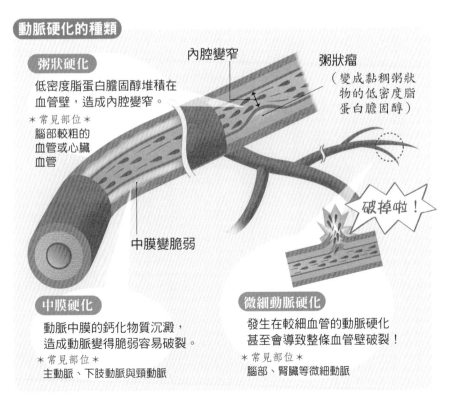

高血壓會加速動脈硬化

每個人多少都可能會出現動脈硬化，這是因為隨著年齡的增長，血管也會跟著老化。不過，研究指出高血壓患者更容易出現動脈硬化。

高血壓指的是從心臟送出比平常更多血液的狀態，這會對血管壁造成較大壓力，而為了承受這些壓力，血管平滑肌細胞與彈性纖維就會變得更發達。不過，血管壁也會因此增厚，讓血管內腔變得更為狹窄，血流變得不順。如此一來，心臟就必須用更大的力量，送出人體所需血液。結果導致血壓持續升高。

我曾將心臟與血管比喻為打氣筒跟車輪內胎（請參考12頁）。持續施予過強壓力會對內胎造成負擔。若內胎老化變得又硬又脆弱的話，就容易造成破損。我們的血管也是一樣。

高血脂症患者的情況則有過之而無不及。

高血脂症是指血液脂肪過多，也會讓膽固醇更加容易附著在動脈內膜。**高血壓**所造成強力的血流，會讓膽固醇變得更加容易沉積在血管壁上，加速＊**粥狀硬化**的疾病進程。

動脈硬化跟高血壓一樣，並沒有什麼顯著的自覺症狀。但若置之不理，演變為重大疾病的機率極高，也容易產生惡性循環。

動脈硬化的最大問題就是會演變成**腦中風**或**心肌梗塞**。

用語解說 粥狀硬化　因高血壓或高血糖，而使低密度脂蛋白膽固醇堆積在血管壁，造成內腔變窄，是動脈硬化的一種。

高血壓與高血脂演變成重大疾病的惡性循環

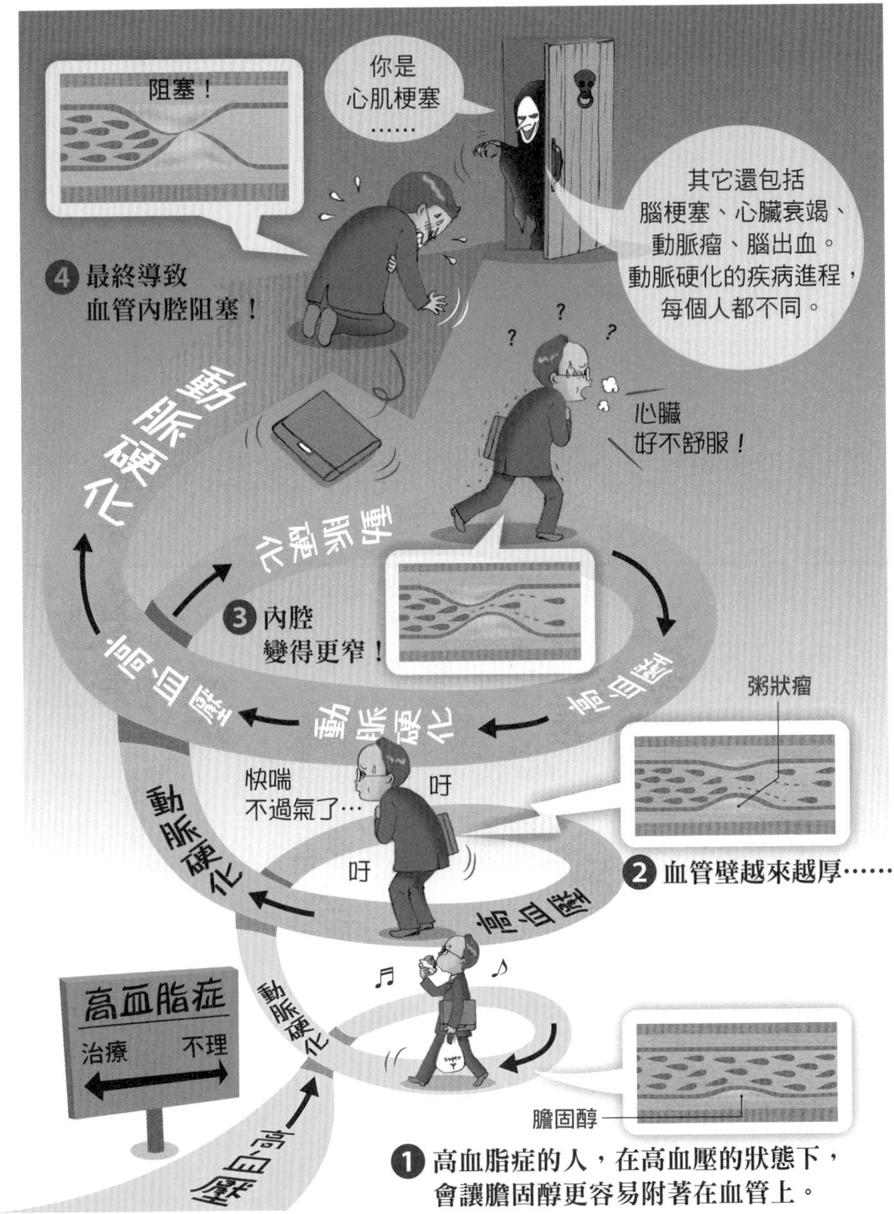

血管問題會造成腦中風與心肌梗塞

高血壓幾乎沒有自覺症狀，但若在不知不覺中逐漸惡化，就容易引發足以致命的併發症。其中最恐怖的包括「腦出血」、「蜘蛛膜下腔出血」、「腦梗塞」等，也就是所謂的腦中風。

腦出血是因動脈硬化變得脆弱的腦部微細動脈破裂出血。發病時會出現頭痛、頭暈、嘔吐等症狀，嚴重的話會出現意識不清，甚至死亡。

蜘蛛膜下腔出血則是因腦動脈瘤破裂，造成包覆大腦的蜘蛛膜下腔出血。發病時，後腦勺會劇烈疼痛並伴隨嘔吐，甚至有可能失去意識後就直接死亡。

並非出血而是血管阻塞所引起的腦中風疾病則是**腦梗塞**。這是腦部較粗血管裡出現的＊**粥狀瘤**、較細血管出現的血栓，或者是來自心臟的血栓所造成的阻塞。

腦中風不僅會致人於死地，有幸保住一命的話則會留下手腳麻痺、失智等後遺症。

出現在心臟的動脈硬化也不容小覷。

心臟裡負責輸送氧氣、養分的動脈——「冠狀動脈」若出現粥狀硬化，會產生血栓堵住血管，這會造成細胞無法獲得任何氧氣與養分因而壞死。這就是所謂的「**心肌梗塞**」。

動脈硬化造成冠狀動脈內腔變窄，讓血流出現暫時性的不足，就會引起「**狹心症**」。

用語解說　粥狀瘤　膽固醇、石灰、發炎細胞等，入侵因高血壓、高血糖受到傷害的血管內壁所形成的粥狀物。

足以危及性命的大腦與心臟血管疾病

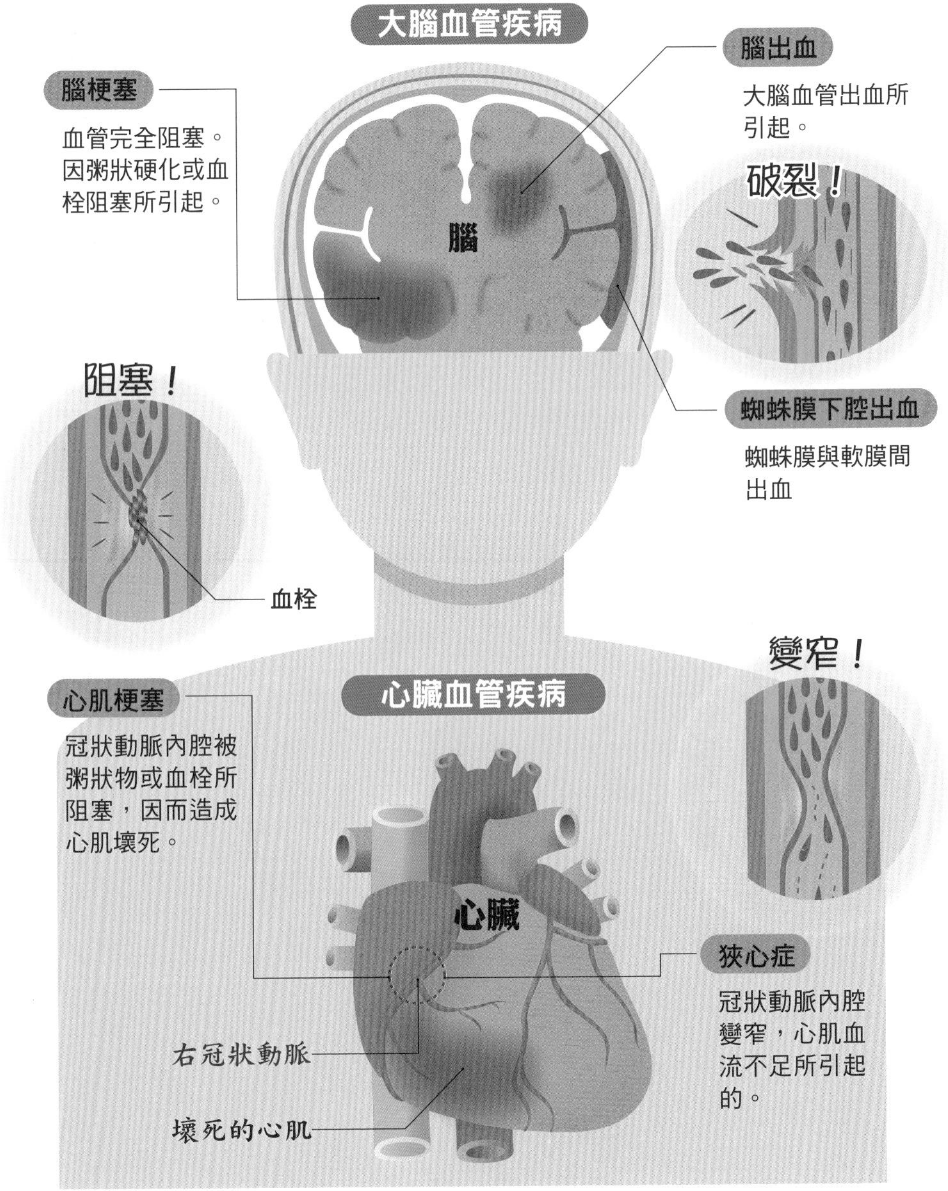
大腦血管疾病
腦梗塞
血管完全阻塞。因粥狀硬化或血栓阻塞所引起。
腦出血
大腦血管出血所引起。
破裂！
腦
阻塞！
血栓
蜘蛛膜下腔出血
蜘蛛膜與軟膜間出血
變窄！
心臟血管疾病
心肌梗塞
冠狀動脈內腔被粥狀物或血栓所阻塞，因而造成心肌壞死。
心臟
狹心症
冠狀動脈內腔變窄，心肌血流不足所引起的。
右冠狀動脈
壞死的心肌

其它疾病所引起的高血壓

什麼是續發性高血壓？

日本的高血壓患者有八成是原因不明的本態性高血壓。雖然容易被忽略，但剩下的兩成則是因某些原因所引起的續發性高血壓。

續發性高血壓也不能直接就跟本態性高血壓劃上等號。比方說，高血壓雖然給人「會慢慢惡化」的印象，但續發性高血壓是因某些疾病所引起的，有時候是必須要盡早治療。

本態性高血壓多半與年齡的增長有關，但罹患續發性高血壓的年輕患者卻不在少數。即便是續發性高血壓，還是會因為長期的高血壓而導致動脈硬化，故須及早治療。年紀輕輕血壓就偏高，或血壓會突然升高吃藥也降不下來的話，就有可能是罹患了**續發性高血壓**，請立即就醫。

藥物的副作用也可能引發高血壓。這就是所謂的「**藥物性高血壓**」。這類的藥物包括「非類固醇抗發炎藥物」（NSAIDs）、肝病治療藥物——甘草甜素製劑及氣喘、風濕的治療藥物——類固醇等。想改善這類的高血壓，只要停止服用藥物即可。

會引發續發性高血壓的主要疾病

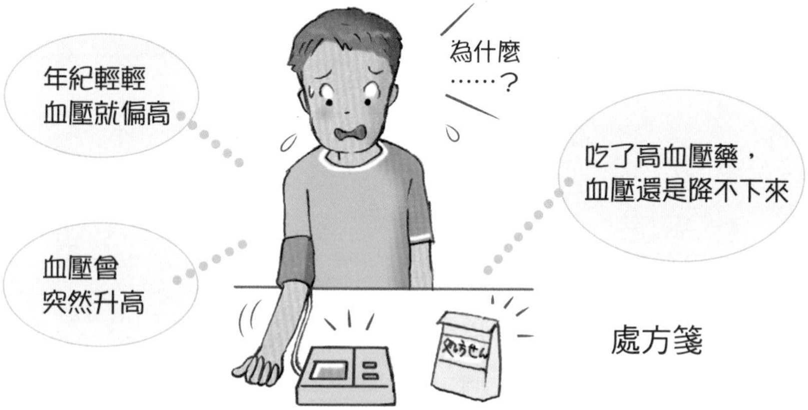
年紀輕輕
血壓就偏高
為什麼
……？
吃了高血壓藥，
血壓還是降不下來
血壓會
突然升高
處方箋

此時就有可能是因為
罹患「續發性高血壓」！
主要疾病包括……

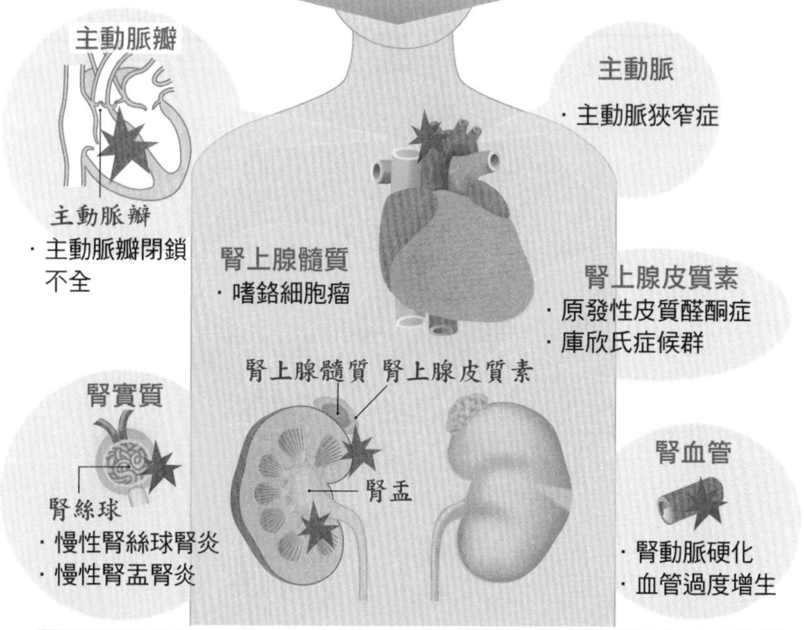
主動脈瓣
主動脈瓣
・主動脈瓣閉鎖不全
主動脈
・主動脈狹窄症
腎上腺髓質
・嗜鉻細胞瘤
腎上腺皮質素
・原發性皮質醛酮症
・庫欣氏症候群
腎上腺髓質
腎上腺皮質素
腎實質
腎絲球
腎盂
・慢性腎絲球腎炎
・慢性腎盂腎炎
腎血管
・腎動脈硬化
・血管過度增生

另外，還包括因藥物的副作用所引起的「藥物性高血壓」，只要停止服用藥物就會獲得改善。

腎功能衰退造成的高血壓

吃了高血壓藥，血壓還是降不下來。這種人有可能是罹患了續發性高血壓。因為知道病因是什麼，故若不除去病因，就算吃藥也沒什麼效果。

續發性高血壓裡最常見的就是腎臟病所引起的「**腎性高血壓**」。腎性高血壓可分「腎實質性高血壓」與「腎血管性高血壓」兩種。

腎實質性高血壓是腎臟本身的疾病。腎臟也能藉由調整血液中的鈉含量或從血液中製造尿液排出體外來控制血壓。若腎臟生病，調節功能無法順利運作，就會因此造成高血壓。

若長期處於高血壓狀態，將血液送往腎臟的血管也會變窄，而無法提供腎臟足夠的血液。這樣會讓腎臟開始分泌升高血壓的腎素，讓高血壓更加惡化。會造成腎實質性高血壓的疾病包括腎絲球腎炎、腎盂腎炎、糖尿病腎病變、多囊腎、腎積水、痛風腎等。

腎血管性高血壓則是因某種疾病造成腎動脈狹窄，造成供應給腎臟的血液不足，腎臟因此分泌腎素引發高血壓。會引起這型高血壓的疾病有主動脈弓症候群、腎動脈硬化、動脈肌肉纖維發育不良、腎梗塞等。

想治療因腎功能衰退造成的高血壓，第一步就是要先治療腎臟疾病。此外，無論是何種疾病，只要腎臟出現病變，就容易演變為動脈硬化。高血壓患者若同時出現蛋白尿、輕微血尿、頭痛、水腫或貧血等症狀的話，我建議這類患者也必須接受腎臟方面的檢查。

腎臟疾病所造成的「腎性高血壓」

續發性高血壓裡最常見的就是腎臟病所引起的「腎性高血壓」。原因可分兩大類。

1 腎實質性高血壓

腎臟病所引起的高血壓

2 腎血管性高血壓

腎動脈變窄所造成的高血壓

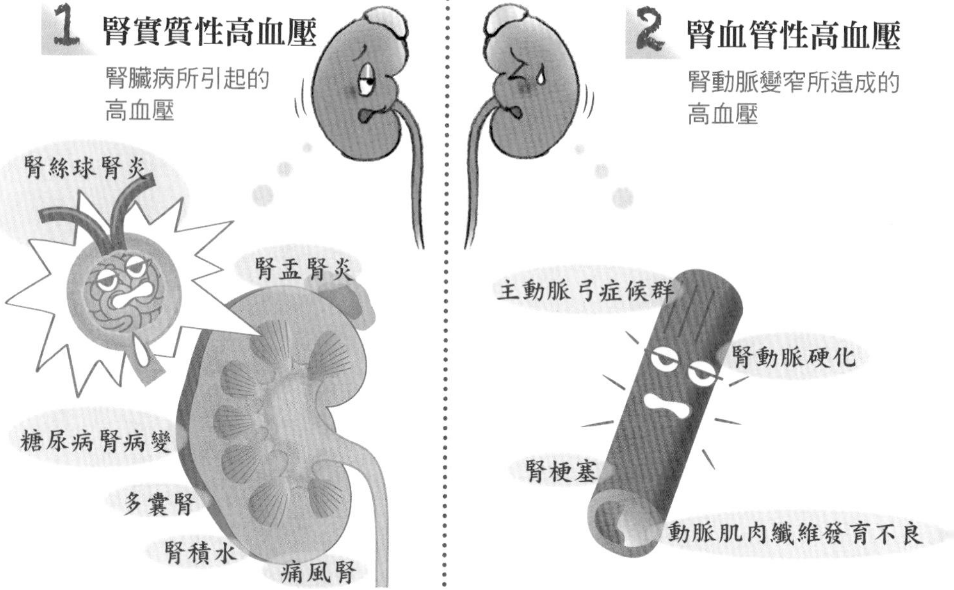
腎絲球腎炎
腎盂腎炎
糖尿病腎病變
多囊腎
腎積水
痛風腎
主動脈弓症候群
腎動脈硬化
腎梗塞
動脈肌肉纖維發育不良

腎臟是與高血壓息息相關的重要器官！
腎功能衰退，也容易造成動脈硬化。

高血壓患者若出現以下症狀就要注意！

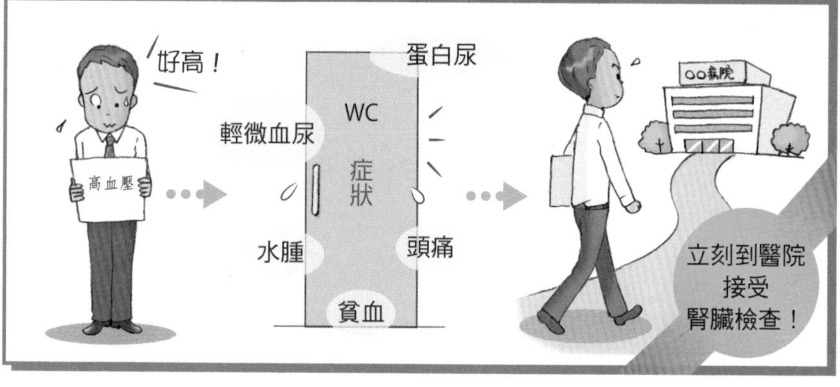
好高！
高血壓
蛋白尿
WC
輕微血尿
症狀
水腫
頭痛
貧血
○○醫院
立刻到醫院接受腎臟檢查！

對高血壓來說，危險的因素還有**肥胖跟睡眠呼吸中止症**。

前面有提到代謝症候群會造成高血壓的惡化。但光是肥胖也會對高血壓造成不良影響。研究指出，**體重過重的人罹患高血壓的風險比一般人高出2～3倍**。但只要減1公斤，血壓就會下降2mmHg。肥胖為何會有這麼大的影響呢？可從以下幾點來分析。

第一，體重一增加，全身上下所需的血液量也會跟著增加。如此一來，心臟就必須加大壓力，才能將血液送往全身。

第二，肝臟若想消耗多餘養分，*交感神經就會開始活躍，造成血管收縮，血壓上升。

正如代謝症候群的篇章裡提到的，內臟脂肪一增加，胰島素的阻抗性就會升高，因此導致醣類的代謝變差，血壓也跟著上升。體重過重的人吃東西又常常不知節制，造成鹽分攝取過量而導致高血壓。

睡眠呼吸中止症又是怎麼一回事呢？所謂的睡眠呼吸中止症，就是睡著時呼吸停止的疾病。有50～90％的睡眠呼吸中止症患者都會併發高血壓。也有研究指出，就算體重相同，但**睡眠呼吸中止症患者罹患高血壓的機率是一般人的2倍**。睡眠呼吸中止症患者因睡覺時呼吸中止，促使交感神經更加活躍，也因此導致高血壓。

有這兩種症狀的人，若想遠離高血壓就必須更加積極接受治療並進行改善。

用語解說　交感神經　與副交感神經共同組成自律神經系統。交感神經在白天活動或興奮時發揮作用，心跳加速、血壓上升都會使交感神經活躍

肥胖導致的高血壓方程式

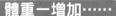

體重一增加……

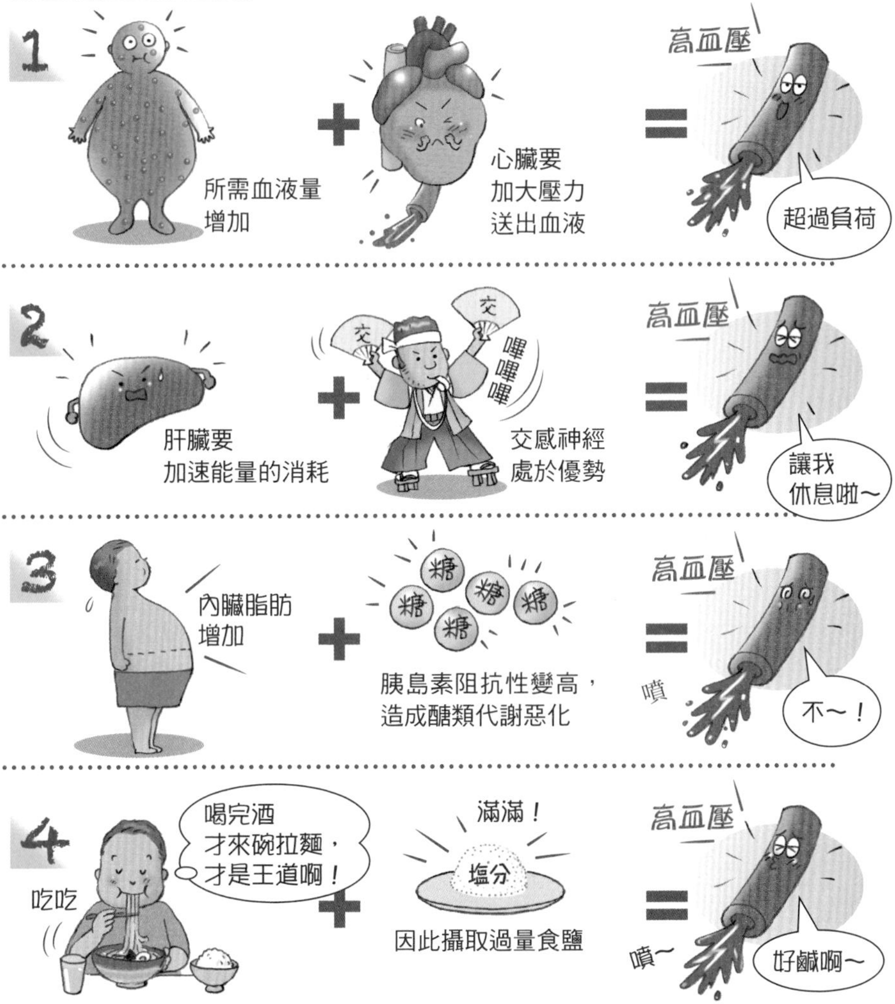
1
所需血液量
增加
心臟要
加大壓力
送出血液
高血壓
超過負荷
2
肝臟要
加速能量的消耗
交
交
嗶
嗶
嗶
交感神經
處於優勢
高血壓
讓我
休息啦～
3
內臟脂肪
增加
糖
糖
糖
糖
糖
胰島素阻抗性變高，
造成醣類代謝惡化
高血壓
噴
不～！
4
喝完酒
才來碗拉麵，
才是王道啊！
吃吃
滿滿！
塩分
因此攝取過量食鹽
高血壓
噴～
好鹹啊～

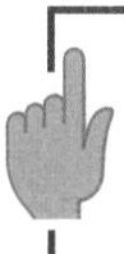

睡眠呼吸中止症也會造成高血壓。睡眠呼吸中止症導致交感神經過度活躍，因此造成高血壓。

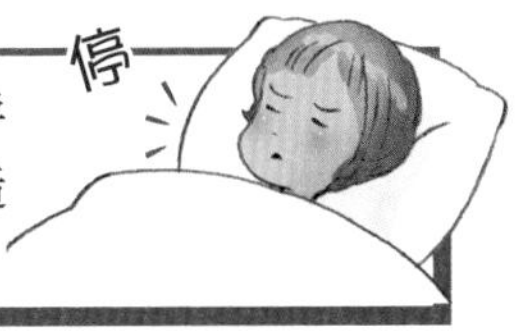
停

因其他疾病所造成的高血壓還包括「內分泌高血壓」。這是因為腎上腺出現腫瘤，造成腎上腺荷爾蒙分泌失調，因而造成高血壓。最具代表性的就是「**原發性皮質醛酮症**」，因名為「醛固酮」的荷爾蒙分泌過剩，增加腎臟內鈉的再吸收並堆積在體內，因而導致高血壓。

「**庫欣氏症候群**」（Cushing's Syndrome，CS）則是名為腎上腺皮質素（cortisol，亦稱可體松）的荷爾蒙分泌過剩所造成的疾病。因腎上腺皮質素的升壓作用，因而導致高血壓。

「**嗜鉻細胞瘤**」則是因腎上腺髓質或交感神經節細胞長出腫瘤，造成升高血壓的荷爾蒙、兒茶酚胺（腎上腺素或去甲腎上腺素）分泌過剩而導致血壓上升。

「**甲狀腺疾病**」則是因掌管新陳代謝的荷爾蒙——甲狀腺荷爾蒙分泌過剩，導致各種症狀的疾病。「甲狀腺機能亢進症」就是因荷爾蒙分泌過剩，因而此增加心輸出量而導致血壓上升。

「**副甲狀腺機能亢進症**」則是因為副甲狀腺荷爾蒙分泌過剩。副甲狀腺荷爾蒙原本是控制血液中鈣含量的荷爾蒙，若分泌過剩就會導致血液中的鈣濃度升高，在腎臟、輸尿管形成結石，造成高血壓。

此外，也有因本身服用的藥物而引起的高血壓。尤其是需要服用多種藥物的高齡者，若被診斷出高血壓的話，務必要確實告知醫師因其他疾病正在服用的藥物。

荷爾蒙分泌失調所造成的高血壓

內分泌高血壓的種類

●腎上腺荷爾蒙分泌失調所導致的高血壓

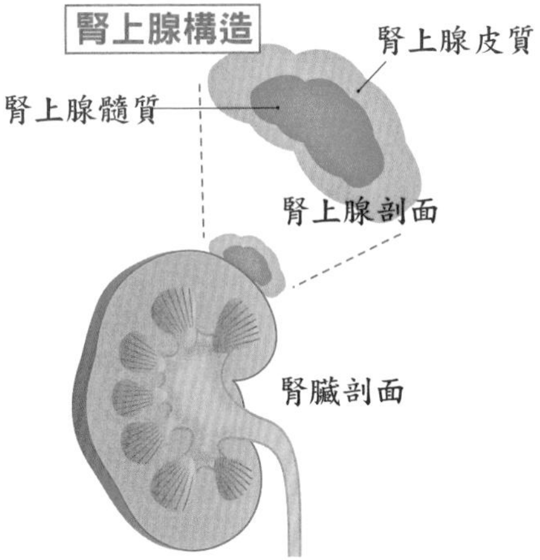
腎上腺構造
腎上腺皮質
腎上腺髓質
腎上腺剖面
腎臟剖面

原發性皮質醛酮症

因名為「醛固酮」的荷爾蒙分泌過剩，造成鈉堆積體內，因而導致高血壓。

庫欣氏症候群

腎上腺皮質素分泌過剩，因其升壓作用所導致的高血壓。

嗜鉻細胞瘤

因腎上腺髓質或交感神經節細胞長出腫瘤，造成升高血壓的賀爾蒙、兒茶酚胺（腎上腺素或去甲腎上腺素）分泌過量而造成高血壓。

●甲狀腺荷爾蒙分泌失調所造成的高血壓

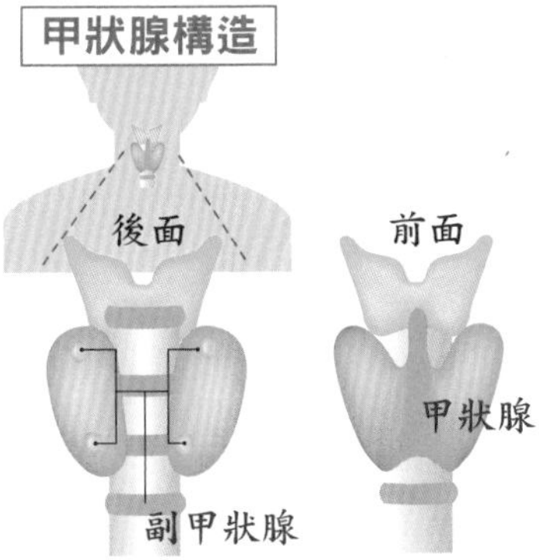
甲狀腺構造
後面
前面
甲狀腺
副甲狀腺

甲狀腺機能亢進症

甲狀腺荷爾蒙分泌過剩，因而增加心輸出量，造成高血壓。

副甲狀腺機能亢進症

副甲狀腺荷爾蒙分泌過剩，造成血中鈣濃度升高形成結石，造成高血壓。

注意 **藥物性高血壓**

本身正在服用的藥物，也會因其副作用導致高血壓！

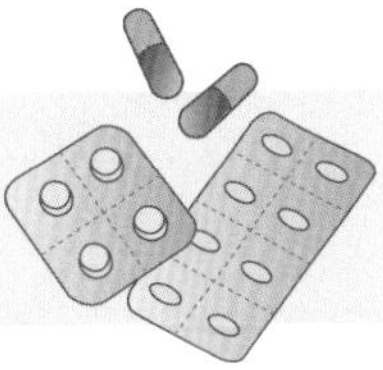

高血壓所導致的併發症

各種疾病等著你

無論是本態性或續發性高血壓，一直放著不管就會延伸出各式疾病。當中最致命的就是「**腦血管疾病**」。高血壓造成血管脆化、破裂造成出血性的「**腦出血**」、「**蜘蛛膜下腔出血**」，或者是因血管阻塞、變細造成血流不足導致缺血性的「**腦中風**」、「**暫時性腦缺血發作**」。

發生在心臟的「心血管疾病」也不容小覷。心臟的主動脈阻塞導致血流不足所引起的「**狹心症**」或完全阻塞的「**心肌梗塞**」。又或者主動脈的血栓破裂流到大腦，造成大腦動脈阻塞形成「**腦血栓**」。心臟為了加強血流因而變大，就形成了所謂的「**心室肥大**」。

腎臟的細小血管則會因高血壓引發動脈硬化，造成所謂的「**腎硬化**」。持續惡化的話，則會因腎功能極度衰退導致「**腎衰竭**」，而必須接受血液透析治療。

高血壓併發症也會出現在眼睛。「**視網膜靜脈阻塞**」指的是視網膜血管阻塞，若出血則可能演變為「**眼底出血**」。視網膜就如同相機底片，出現病變會讓我們因此失去光明。

高血壓的影響遍及全身，其中也有只要出現症狀就一會發不可收拾的疾病。唯有早期治療，才能有效預防高血壓的相關併發症。

高血壓的影響遍及全身！

高血壓所引發的疾病遍及全身，其中有許多併發症都足以致命。

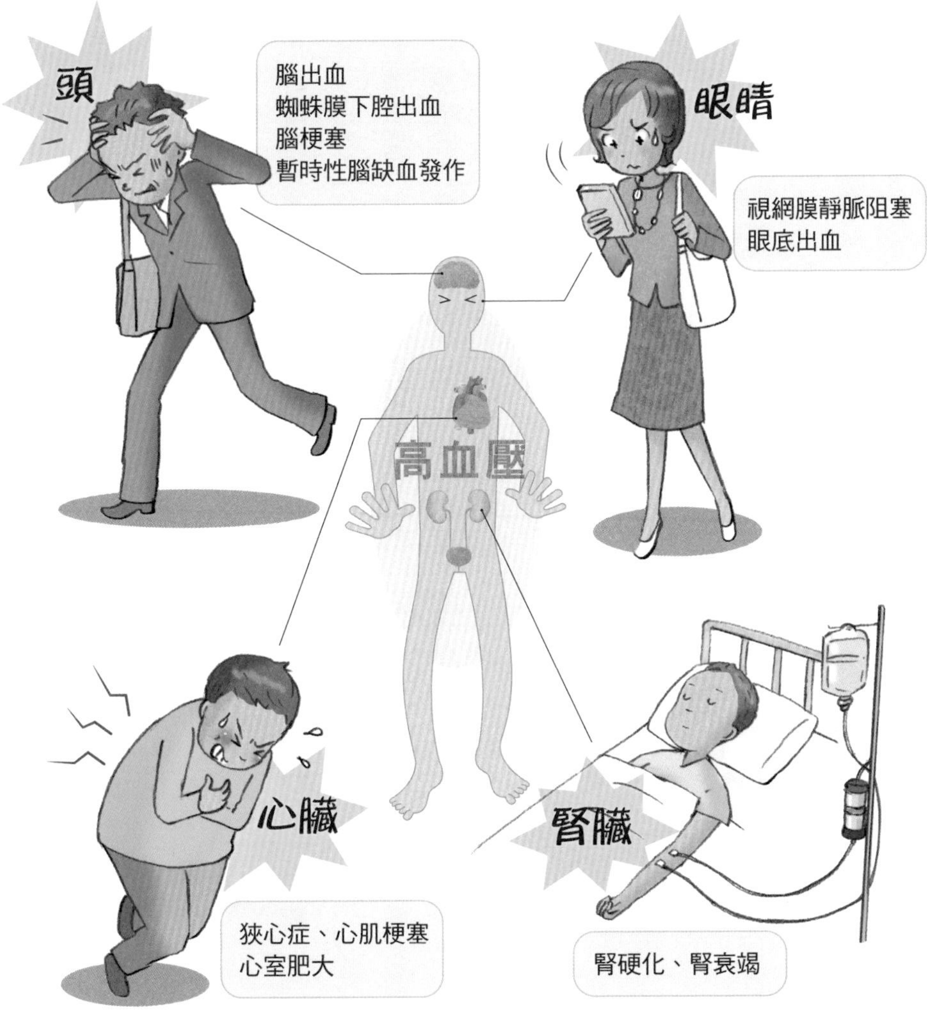

高血壓的影響遍及全身，其中也有只要出現症狀就會一發不可收拾的疾病。唯有早期治療，才能有效預防高血壓的相關併發症。

高血壓的檢查與診斷

分辨「本態性」與「續發性」

健檢結果發現是「高血壓」時，就要到醫院接受檢查，進行更準確的診斷。一開始的檢查包括量血壓等，這些被稱為*篩選檢查，目的是為了確認高血壓的原因與病情的輕重程度。

在此階段最重要的就是要分辨出罹患的是本態性還是續發性高血壓。若罹患的是續發性高血壓，則必須及早針對導致高血壓的疾病進行治療。篩選檢查包括下列項目。

問診：現在病歷（目前的疾病）、既往病史、家族病史（家族成員是否有人罹患高血壓、心臟病、腦血管疾病、腎臟病）、藥物服用狀況、生活習慣等。

血壓測定：安靜的狀態下測量兩次。

身體測量：測量身高與體重後，計算出BMI值。並測量腰圍，檢查是否有代謝症候群。

血液檢查：血糖值、膽固醇、三酸甘油脂、肝功能障礙、腎功能障礙、電解質等。

尿液檢查：尿液沉積、尿中微量白蛋白、潛血反應、蛋白質、糖分等，藉此檢測腎功能。

胸部X光檢查：檢查是否有心室肥大、主動脈的動脈硬化等情形。

心電圖檢查：檢查是否有心律不整、心室肥大、狹心症、心肌梗塞等情形。

眼底檢查：檢查視網膜血管是否有出現收縮、變形或出血。

用語解說　篩選檢查　藉由簡單的檢查項目，來區分症狀或檢查是否罹患特定疾病之醫學手法。

高血壓篩選檢查

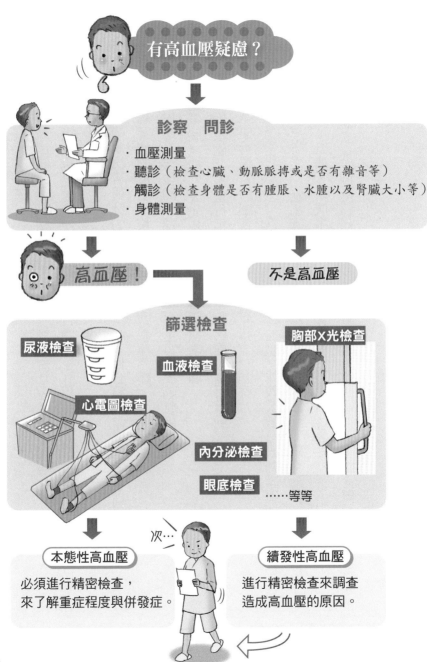

有高血壓疑慮？

診察　問診

- 血壓測量
- 聽診（檢查心臟、動脈脈搏或是否有雜音等）
- 觸診（檢查身體是否有腫脹、水腫以及腎臟大小等）
- 身體測量

高血壓！

不是高血壓

篩選檢查

尿液檢查

血液檢查

心電圖檢查

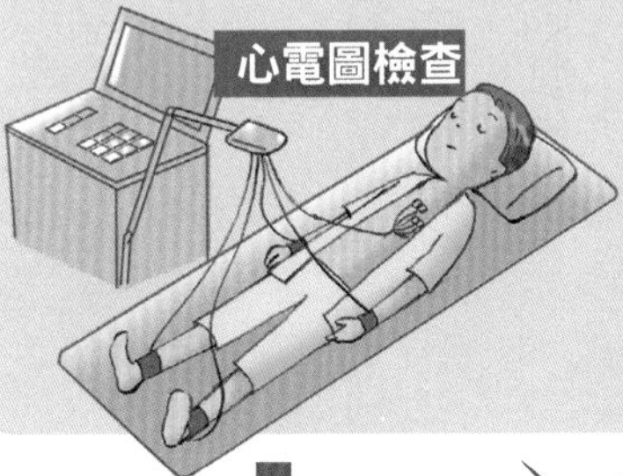

胸部X光檢查

內分泌檢查

眼底檢查

……等等

本態性高血壓

必須進行精密檢查，
來了解重症程度與併發症。

續發性高血壓

進行精密檢查來調查
造成高血壓的原因。

經由篩選檢查診斷出罹患續發性高血壓時，為確認病灶需進一步檢查。

若為本態性高血壓，也要視情況檢查內臟是否受損。其目的是為了確認高血壓是否是由某些疾病所引起的。

檢查項目依患者的狀況與醫師的專業而有所不同，但必須視需要進行下列檢查。

心臟超音波：利用超音波的反射來檢測心臟狀況的影像診斷。

頸動脈超音波：利用超音波檢測頸動脈狀況，檢查是否出現動脈硬化。

CT檢查：以經過電腦處理的X光片來檢測器官的橫剖面圖。

MRI檢查：先使用核磁共振進行拍攝，再以電腦處理後進行研判。

血管攝影：插入名為血管導管的細管，檢查動脈形狀。

ABI檢查（上下肢血壓比檢查）：檢查腳踝與上臂血壓，比較其數值研判動脈硬化的惡化程度。

PWV檢查（脈波傳播速率）：藉由調查心臟到手腳的脈波傳播速度，研判動脈硬化的惡化程度。

荷爾蒙檢查：藉由測定血液、尿液中的各種荷爾蒙數量，來研判各器官是否出現異常。

腎上腺靜脈採血（AVS）：以導管抽取腎上腺靜脈血液，藉此研判腎上腺荷爾蒙分泌是否異常。

為了調查原因的精密檢查

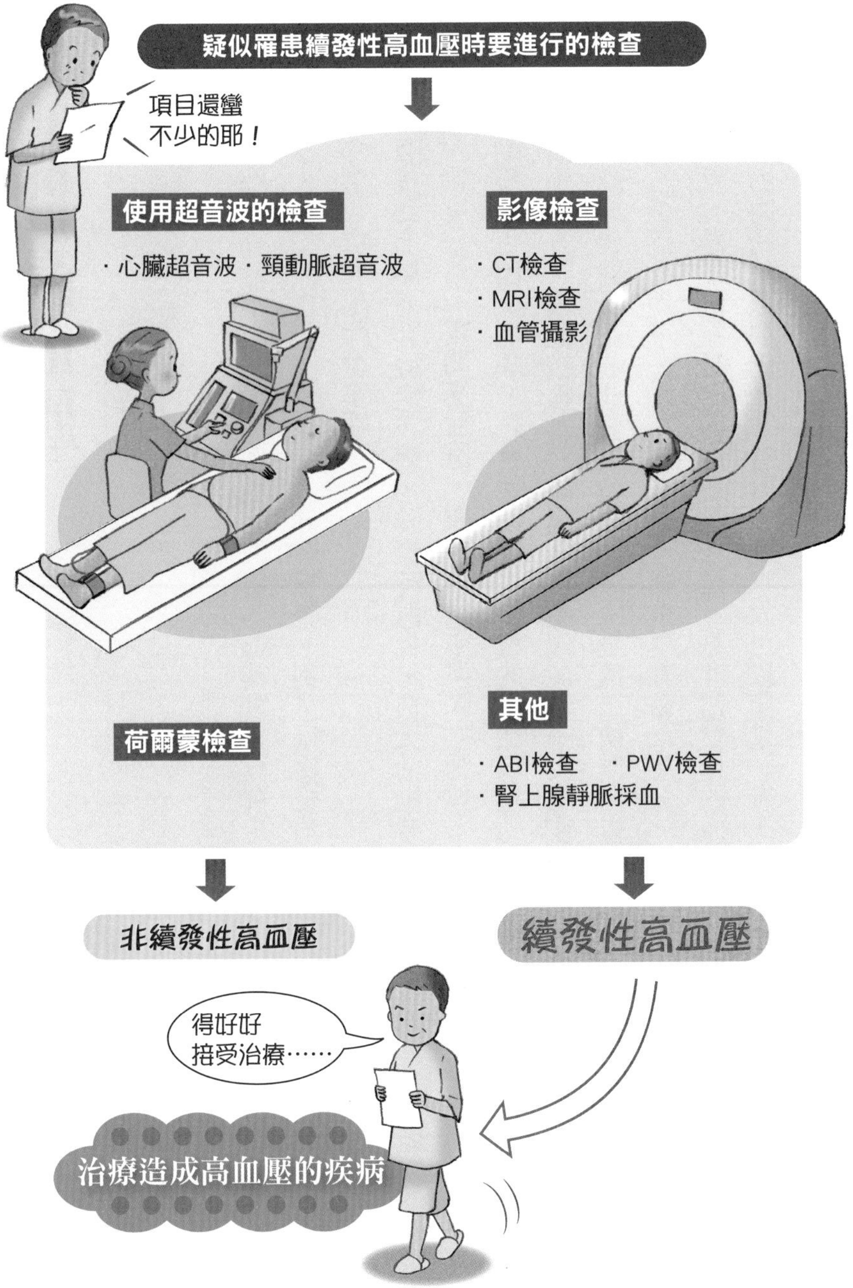
疑似罹患續發性高血壓時要進行的檢查
項目還蠻
不少的耶！
使用超音波的檢查
・心臟超音波・頸動脈超音波
影像檢查
・CT檢查
・MRI檢查
・血管攝影
荷爾蒙檢查
其他
・ABI檢查　・PWV檢查
・腎上腺靜脈採血
非續發性高血壓
續發性高血壓
得好好
接受治療……
治療造成高血壓的疾病

小心假性高血壓

健檢或門診時假裝正常

健檢或在醫院檢查時不會出現高血壓的數值，但其實早已罹患高血壓的病例就稱為「**假性高血壓**」。連本人也毫無自覺，偷懶不去健康檢查。到了得接受治療時，早就為時已晚，所以千萬要小心。那麼，會發生什麼事呢？

第1章也有提到血壓並非固定不變，睡覺時較低，白天活動時則較高，一整天都不斷在改變。而這變動大致可分為「**夜間高血壓**」與「**早晨高血壓**」兩種。

血壓的變動模式也因人而異。經常造成重大影響的是職場壓力。工作壓力、人與人之間的摩擦都會造成血壓上升，因此被稱為「**職場高血壓**」。若一天工作超過8小時，這段時間都處於高血壓狀態的話，會對身體造成極大負擔。醫院是無法檢測出夜間高血壓、早晨高血壓、職場高血壓。因此，最近出現了一款ABPM（攜帶型自動血壓計），可以24小時隨身攜帶，自動測量、記錄。甚至還能掌握睡眠時的血壓，是一款非常實用的血壓計。也推薦大家以家用血壓計自行測量。隨時隨地只要處於放鬆狀態，一天可以測量好幾次，這絕對有助於假性高血壓的早期發現。**有高血壓疑慮的人，最好養成量血壓的習慣**。

就算在醫院沒測出來也不能掉以輕心！

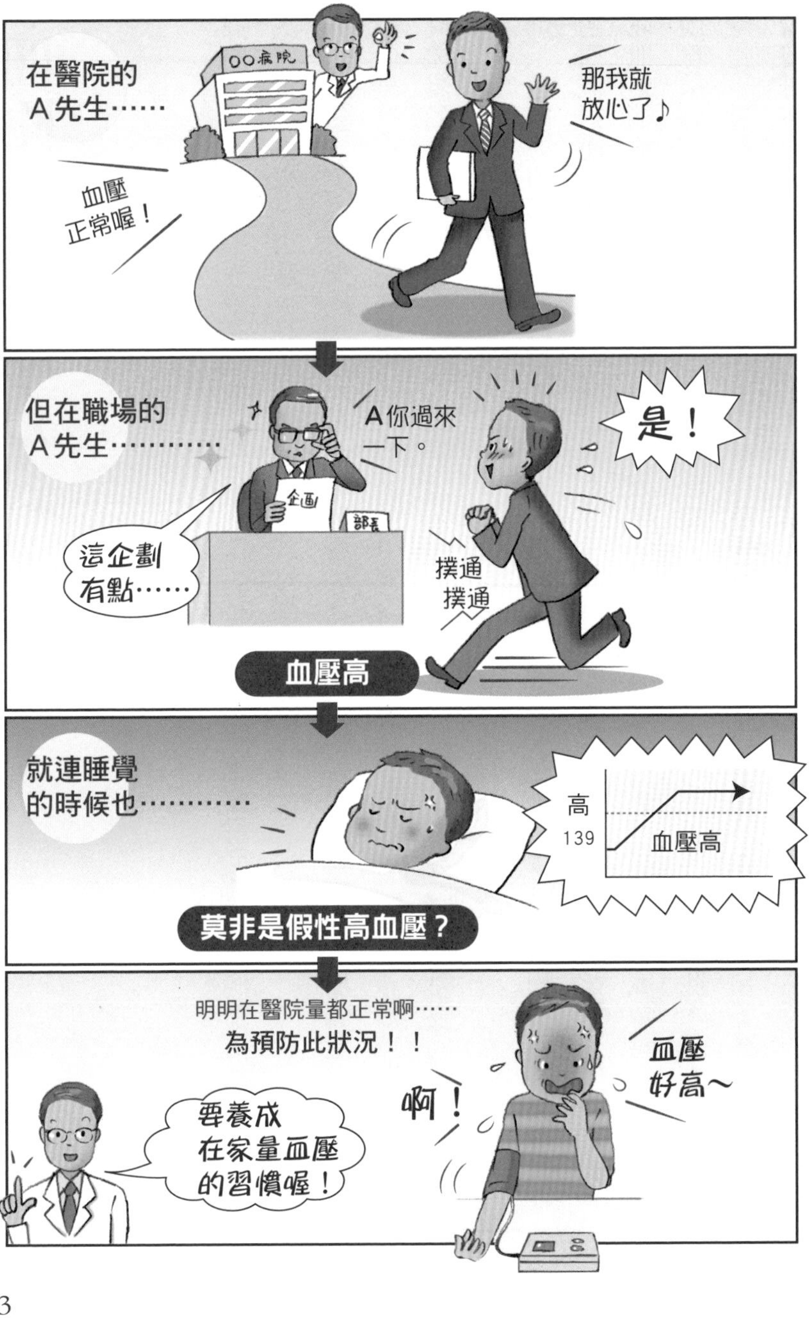
在醫院的
A先生……
○○病院
血壓
正常喔！
那我就
放心了♪
但在職場的
A先生…………
A你過來
一下。
是！
企画
部長
這企劃
有點……
撲通
撲通
血壓高
就連睡覺
的時候也…………
高
139
血壓高
莫非是假性高血壓？
明明在醫院量都正常啊……
為預防此狀況！！
要養成
在家量血壓
的習慣喔！
啊！
血壓
好高～

高血壓的治療方式

治療方針因人而異

高血壓確診後就要立刻著手進行治療。目的是為了預防相關併發症或讓病情更加惡化。因此得讓血壓降下來。不過，高血壓的治療方式也因人而異。

有人必須立刻進行藥物治療，但也有人會先從改變生活習慣等非藥物治療開始。這是因為引發高血壓的疾病、成為高血壓誘因的生活環境，以及出現高血壓的時間帶等狀況都有所不同，因此高血壓的降壓目標也會因人而異。醫生視患者情況制定治療方針時，最重要的就是**問診**。雖然血壓或血液檢查的結果也是重要的參考資料，但還是會有只有本人才知道的資訊。到醫院就診前，若能先將高血壓已持續多久時間、過去罹患過或現在正在接受治療的疾病、父母或家人是否有高血壓或腦中風患者（家族病史）等相關資訊整理好，更能加快問診的速度。

高血壓治療都有所謂的＊**治療指導方針**。高血壓所導致的腦心血管疾病風險隨高血壓的程度，或糖尿病等其他因素的結合而有所不同，並區分出明確的風險等級。因此，基本上醫生都會遵照此一方針選擇治療方式。若須進行藥物治療的話，也會選擇所需的藥物。雖然也必須考量是否會併發心臟或腎臟疾病。但多半都是從單一藥物開始，再視情況改變或增加藥劑。

用語解說 治療指導方針　日本高血壓學會專為必須實際診察、治療高血壓患者的醫生所制定的標準治療法方針與其根據。

高血壓治療指導方針

初診時的高血壓管理計畫

血壓測量、病歷 身體狀況、檢查結果 → 排除續發性高血壓 → 評估危險因素、併發症 心血管疾病、內臟損害 → 指導修正生活習慣

→ 低度風險群 → 觀察三個月，若超過140／90 mmHg則進行降壓藥治療

→ 中度風險群 → 觀察一個月，若超過140／90 mmHg則進行降壓藥治療

→ 高度風險群 → 立刻進行降壓藥治療

依據診療室測出血壓所確定的心血管疾病風險層級

血壓分類 風險層級 （血壓之外的危險因素）	第一期高血壓 140-159/ 90-99mmHg	第二期高血壓 160-159/ 100-109mmHg	第三期高血壓 ≧180/ ≧110mmHg
第一層 （沒有預後影響因子）	低度風險	中度風險	高度風險
第二層 （有糖尿病以外的1～2個危險因子，或符合3MetS）	中度風險	高度風險	高度風險
第三層 （有糖尿病、CKD、內臟損害／心血管疾病，符合4MetS，或超過3個危險因子）	高度風險	高度風險	高度風險

降壓目標

	門診血壓	家庭血壓
老年、中年、前期高齡者（65～74歲患者）	低於140/90mmHg	低於135/85mmHg
後期高齡者（75歲以上患者）	低於150/90mmHg（若有耐藥性，則低於140／90 mmHg）	低於145/85mmHg（參考數值）（若有耐藥性，則低於135／85 mmHg）
糖尿病患者	低於130/80mmHg	低於125/75mmHg
CKD患者（蛋白尿患者）	低於130/80mmHg	低於125/75mmHg（參考數值）
冠狀動脈疾病患者	低於140/90mmHg	低於135/85mmHg（參考數值）

註：以高血壓的診斷基準來看，門診血壓為140／90 mmHg，家庭血壓為135／85mmHg，而列為參考數值的診療室與家庭血壓目標值之間的差距，則與高血壓診斷基準的二者差相符合。

※ 摘自《高血壓治療方針 2014》

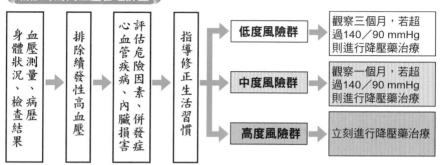

治療的基本原則就是改變生活習慣與降壓藥

接著就要正式進入高血壓的治療了。

希望大家能切記一點，就是不可以將治療高血壓的責任通通丟給醫生。

很多人對高血壓治療的印象，應該就只有「吃藥」吧。就高血壓的治療來說，**降壓藥**的確是最大重點。不過，除了藥物之外，生活習慣的改變也很重要。

日本的高血壓患者有八成是沒有特定原因的本態性高血壓。幾乎都是受到生活環境等誘因的影響。高血壓更因此被視為生活習慣病。被診斷出高血壓後，除了服用醫生所開的處方藥物外，也必須改變會引發高血壓的舊有生活習慣。因此，不能抱著「交給醫生就好」的想法，而是要有「自己才是治療的最大關鍵」這樣的自覺。

為了高血壓去改變生活習慣，其實一點都不難。難的是因為高血壓無法根治，必須長期接受治療。

關鍵就在於一定要堅持到底。如果一開始就訂下不可能達成的目標，最後因此感到挫折而放棄的話，簡直就是本末倒置。跟醫生仔細商量後，就要有長期抗戰的決心。

首先就是要改變**飲食習慣**。避免攝取過量鹽分跟卡路里，並積極攝取蔬果類食物。**戒菸**並養成以**有氧運動**為主的運動習慣也很重要。

從第3章開始就會詳細解說如何藉由飲食習慣來改善高血壓。

成功操之在我的「高血壓治療」

治療的根本就從藥物療法及改善生活習慣病開始！

1 藥物療法

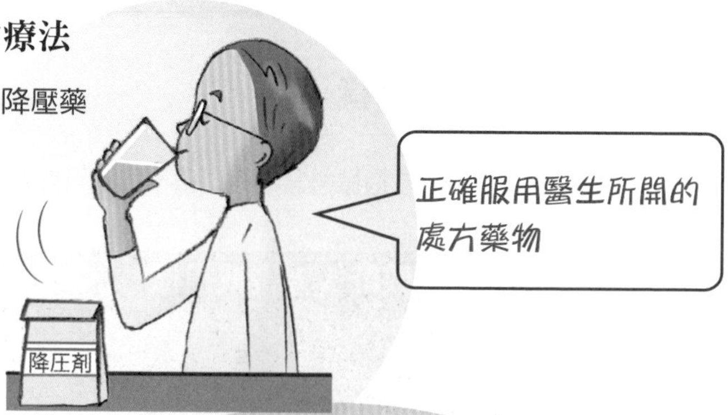
服用降壓藥
正確服用醫生所開的處方藥物
降圧剤

2 改變生活習慣

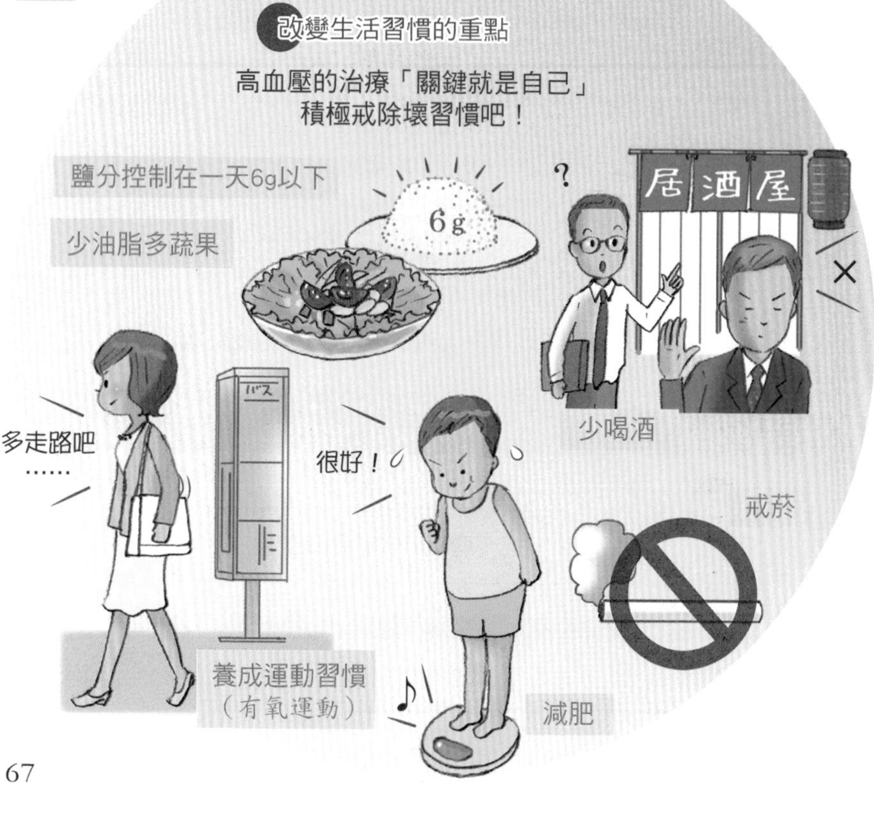
改變生活習慣的重點
高血壓的治療「關鍵就是自己」
積極戒除壞習慣吧！
鹽分控制在一天6g以下
6g
少油脂多蔬果
?
居酒屋
少喝酒
多走路吧……
很好！
バス
戒菸
養成運動習慣（有氧運動）
減肥

NOTE

代謝症候群 5 大警戒指標

台灣代謝症候群 5 大警戒指標與日本有些微不同，可參考下表。

代謝症候群 5 大警戒指標

在未服用藥物下，若三項或以上超標，即認定為代謝症候群；有任一項者則為代謝症候群高危險群。

危險因子	異常值
腹部肥胖	男性腰圍≧90cm（35吋） 女性腰圍≧80cm（31吋）
血壓上升	收縮壓≧130mmHg 舒張壓≧85mmHg
高密度脂蛋白膽固醇過低	男性 ＜40mg/dl 女性 ＜50mg/dl
空腹血糖值上升	空腹血漿血糖≧100mg／dl
三酸甘油脂上升	三酸甘油脂≧150mg／dl

資料來源：衛生福利部國民健康署

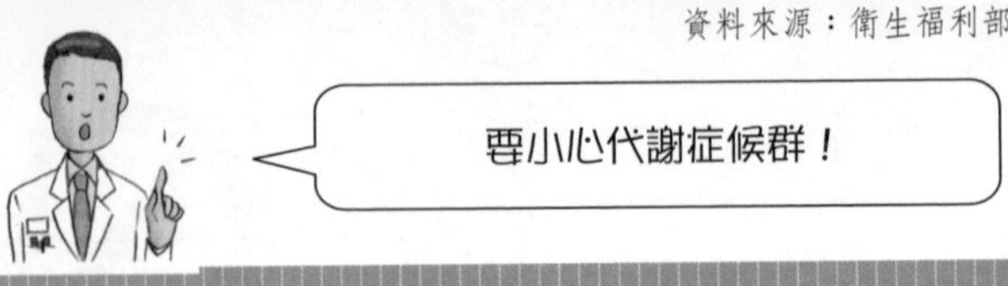

第3章

改變飲食，控制高血壓

改變飲食習慣為高血壓治療的基本原則。不必擔心會跟藥物一樣產生副作用，也能靠自己的力量恢復健康。

學習食療的基本原則

營養均衡、控制熱量與減鹽

如同1～2章所述，高血壓深受飲食習慣的影響。大多數高血壓患者的飲食習慣，都含有許多會造成高血壓惡化的因素。雖然說家族有高血壓病史的話，自己也較容易罹患高血壓。但這並非單純只是因為遺傳，而是因為一家人都擁有相同的飲食習慣。父母喜歡重口味或油膩食物的話，孩子也會跟著養成這樣的飲食習慣，長大也愛重口味的油膩食物，因而導致高血壓。因此，高血壓的治療要從改變飲食習慣開始。首先，最重要的就是**營養均衡**。

最基本原則就是要均衡攝取碳水化合物、蛋白質與脂肪。蛋白質不足會讓身體缺乏細胞再生的材料，讓血管變得脆弱。而過度偏重三大營養素的飲食生活，容易造成維他命、礦物質的不足，讓身體出現異狀。但也不能因為這樣就隨便亂吃。吃太多會造成身體攝取過量卡路里，多餘的脂肪因此累積在體內，肥胖也會造成高血壓惡化。因此必須攝取營養均衡、**份量與熱量適當**的飲食。

最後，一定要**注意鹽份攝取量**。食鹽攝取過量是引發高血壓的重要因素。食鹽非常重要，之後的章節會有詳細解說。

高血壓食療的基本原則

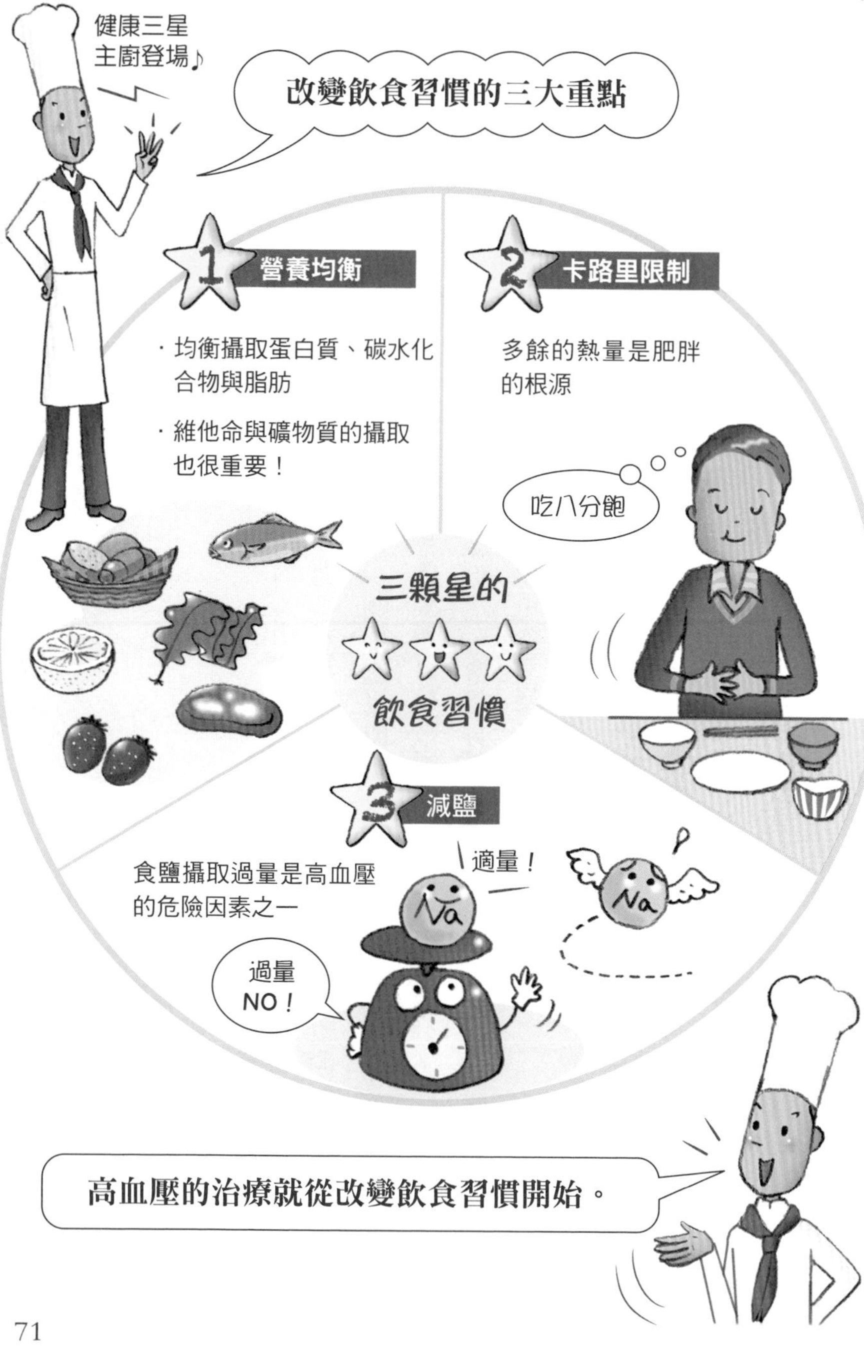
健康三星
主廚登場♪
改變飲食習慣的三大重點
1 營養均衡
· 均衡攝取蛋白質、碳水化合物與脂肪
· 維他命與礦物質的攝取也很重要！
2 卡路里限制
多餘的熱量是肥胖的根源
吃八分飽
三顆星的
飲食習慣
3 減鹽
食鹽攝取過量是高血壓的危險因素之一
適量！
Na
Na
過量
NO！
高血壓的治療就從改變飲食習慣開始。

第一步就是控制體重

修正會發胖的飲食習慣

第2章已經提過「體重一增加，心臟為了送出更多血液，就會引發高血壓」。想以食療改善高血壓時，也必須將減肥列入考量。第一步就從維持標準體重開始吧。人的身體是非常容易堆積脂肪的。人類一開始飽受飢餓折磨，唯有能有效累積脂肪儲存能量的人才能存活下來並傳宗接代。因此，我們人類喜歡吃東西，但**吃太多**就會胖。

可是「不吃早餐」、「大幅減量」的減肥法，會讓身體誤以為是現在「沒東西吃的飢餓狀態」，因而分泌出能累積脂肪的荷爾蒙，反而更容易變胖。

狼吞虎嚥也是造成容易發胖的飲食習慣之一。吃東西時，飽食中樞會受到刺激產生飽足感，但狼吞虎嚥的人，卻會在過量後才覺得自己吃飽了。喜歡**吃點心**的人也很危險。抱著「甜食是另一個胃」的想法，在非正餐時間吃了很多點心，因而攝取過量卡路里。另一個問題就是含有過量醣類與脂肪。**喝酒**也會導致肥胖，問題就出在下酒菜，拿來配酒的很多都是高熱量、高脂、高鹽分的食物。長時間喝酒的人會吃個不停，也是不太好的飲食習慣。

容易變胖的飲食習慣

A小姐的情形

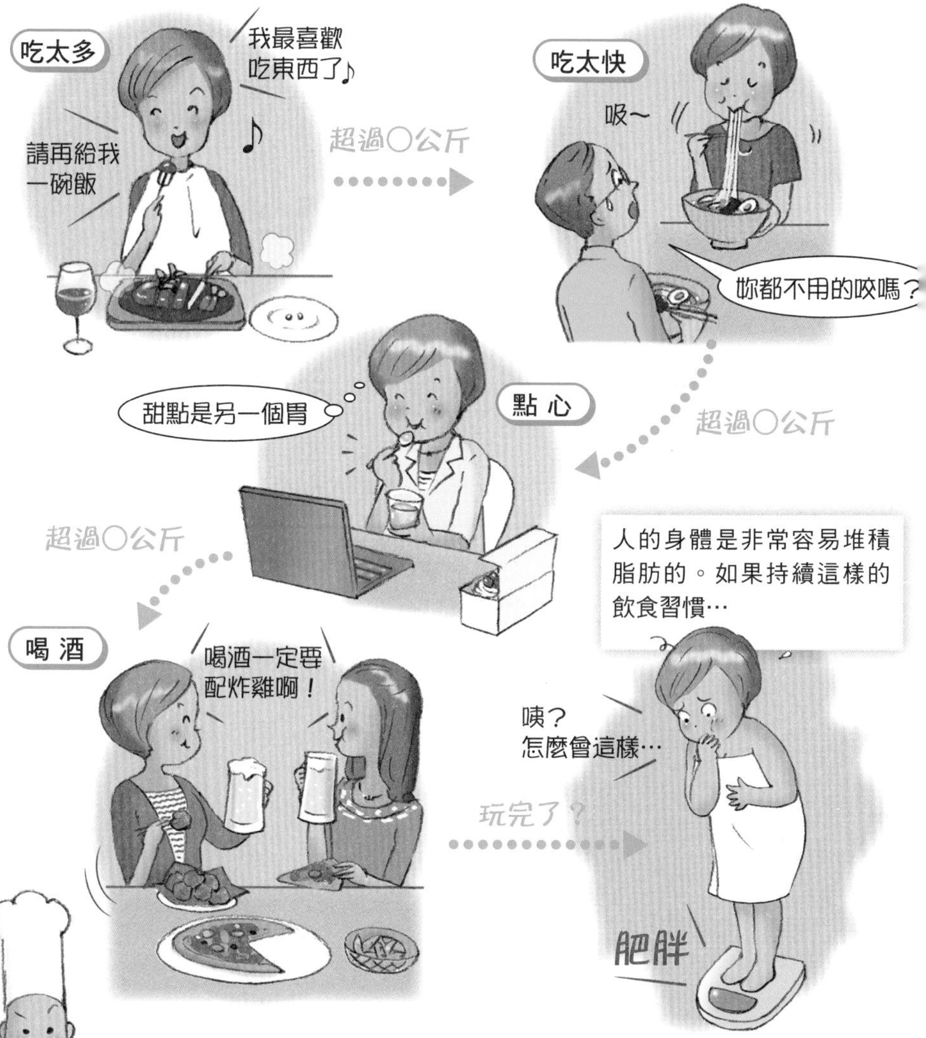
吃太多
我最喜歡
吃東西了♪
請再給我
一碗飯
超過○公斤
吃太快
吸～
妳都不用的咬嗎？
超過○公斤
點 心
甜點是另一個胃
超過○公斤
喝 酒
喝酒一定要
配炸雞啊！
玩完了？
人的身體是非常容易堆積
脂肪的。如果持續這樣的
飲食習慣…
咦？
怎麼會這樣…
肥胖

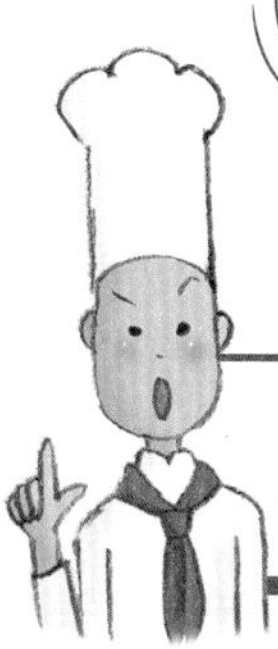

除上述情況外，「靠大吃紓壓」、「邊○○邊吃」或「沒吃完很可惜」的想法都很危險喔！

為什麼會變胖？答案很簡單，就是「從食物裡獲取了超過身體所需的熱量」，多餘的熱量就轉換為脂肪堆積在體內。

上一節也有提到減肥並不是少吃就好。毫無計畫的飲食限制會導致營養失調，嚴重時甚至會危害健康。特別是有高血壓疑慮的中高齡者，以減肥為藉口執行過度極端的飲食限制是非常危險的。第一步就從「**知道自己身體的所需熱量**」開始吧。

所需熱量雖依體格而有所不同，但其實有個計算公式。

首先，是用身高跟BMI（Body Mass Index，身體質量指數）算出「**標準體重**」，並將體重乘以30～35後得出的數值，就是所需熱量。

所乘的數值，會隨日常生活的消耗熱量而有所不同。強度中等的勞動者乘以30，中重度以上就乘以35。

所需熱量就是維持日常生活的必要能量。大家可以檢視自己的飲食生活，確認一下所攝取的卡路里是否遠超過所需熱量。想瘦身就必須攝取少於所需熱量的卡路里。目標就是剛剛計算出的標準體重。食療搭配運動，努力減輕體重吧。

了解「自己」的所需熱量

計算所需熱量

計算標準體重

標準體重（kg）＝身高（m）×身高（m）×22

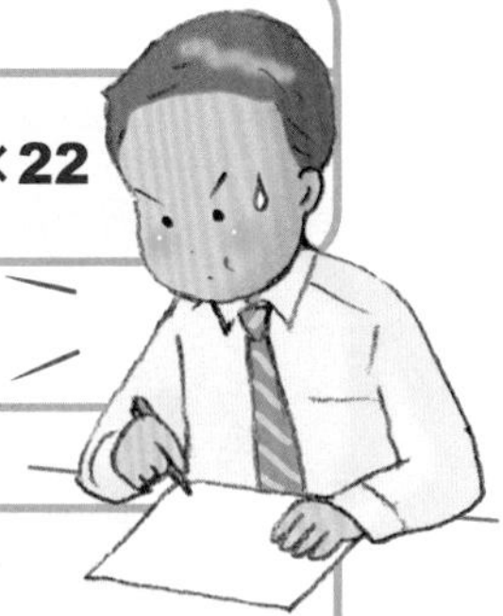
我的身高……

計算所需熱量

所需熱量＝標準體重×生活強度

檢視自己的飲食生活

輕度 20～25	在室內從事事務工作或輕度手工作業的人。
中度 25～30	走路或站立 2 小時以上的人。 業務或服務業。
中重度 30～35	一天從事重度勞動約1小時的人。 農業、漁業、建築等。
重度 35～	一天從事激烈運動或重度勞動約 2 小時的人。

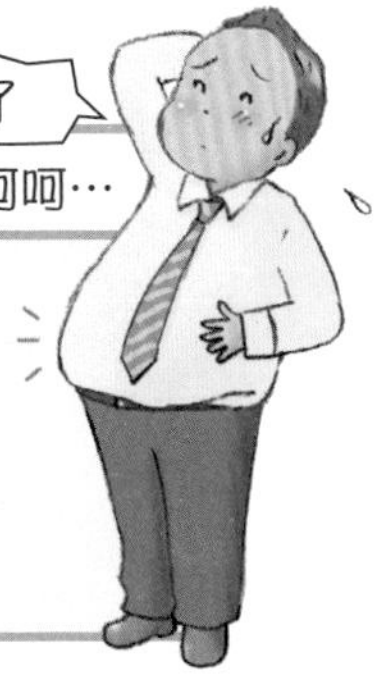
吃太多了
呵呵呵…

檢視自己的飲食生活

從BMI值也能得知是否有發胖

BMI值＝體重（kg）÷身高（m）÷身高（m）

※根據衛福部資料，BMI值低於18.5＝過輕，18.5～24＝理想體重 24～27＝過重，30以上＝肥胖，以BMI值低於24為目標吧！

最重要的就是要控制鹽分攝取

多餘的鹽分會讓血壓升高

進行食療時，千萬別忘了要「**減鹽**」。因為鹽分是引發高血壓的重要關鍵，一定要小心。那麼，為什麼鹽分攝取過量會造成高血壓惡化呢？食鹽就是所謂的氯化鈉，在體內會分解為鹽基跟鈉。因此，太鹹的食物吃太多，體內的鈉濃度就會升高。為了維持鈉的固定濃度，體內的水分就會移動到血管。此時，血液量也會增加，血液的幫浦心臟就必須更用力將血液運送出去，施予血管的壓力也跟著升高。而多餘的鈉也會跟著水分進入血管壁，造成血管壁膨脹。血管一膨脹，血流就會變得不順，血壓就會越來越高。鈉也會對交感神經造成不良影響。鈉會刺激交感神經，造成*末梢血管收縮，分泌出會升高血壓的荷爾蒙。

日本高血壓學會建議的高血壓患者鹽分（食鹽）攝取目標值為**一天6克以下**。雖然二〇一二年WHO發表的標準值為一天5克以下，但日本人一天的攝取量約10克左右，遠高於飲食文化截然不同的歐美各國，所以日本高血壓學會才會將基準設在一天6克以下（編按：台灣人每日攝取量經常高達15克，而台灣衛福部建議的每日鹽分攝取量是6克）。若不多加留意的話，會在不知不覺中攝取過量鹽分。因此，接下來將針對食品所含的鹽分進行分析。

用語解說　末梢血管　心臟送出的血液會從動脈送至小動脈、微血管後，再從靜脈回到心臟。心臟以外的血管都稱為末梢血管，一般來說就是手腳的血管。

「鹽分（食鹽）攝取過量」會導致高血壓的三個理由

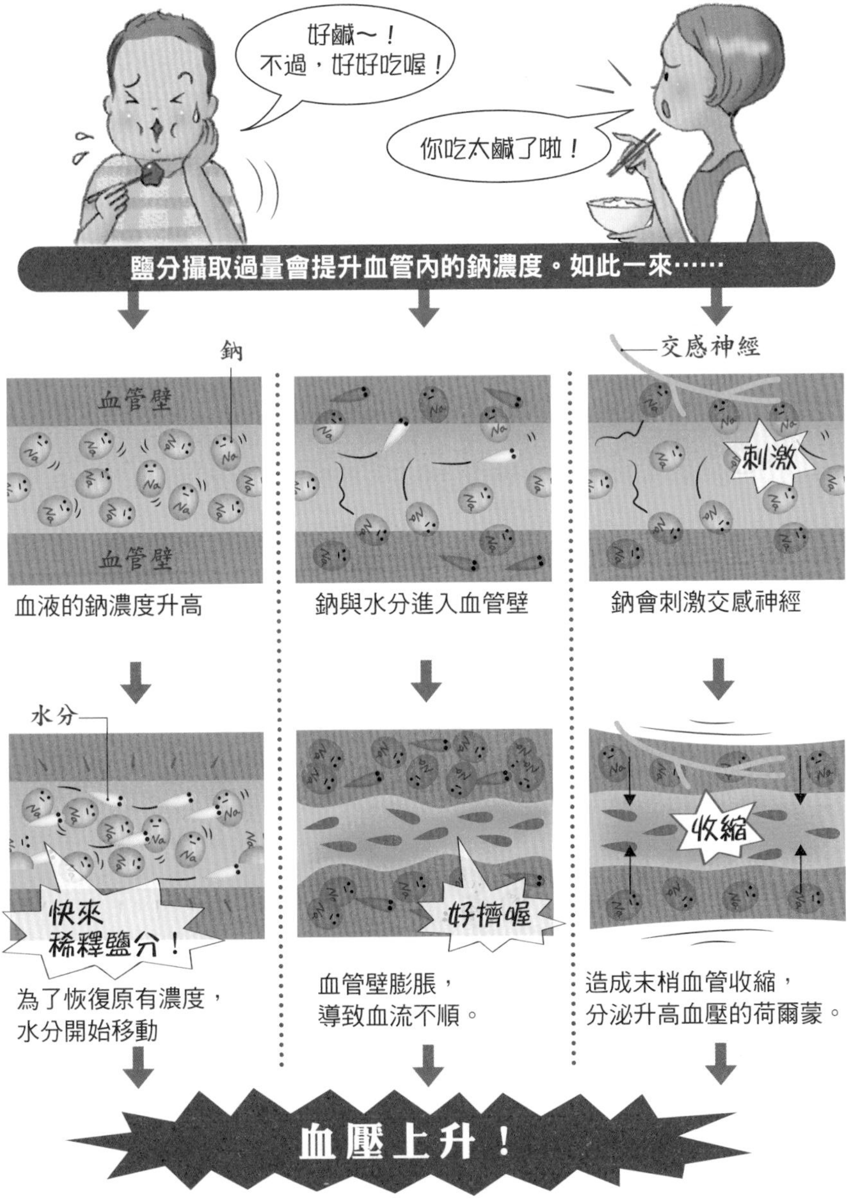

減鹽的第一步就是了解所有食品裡的鹽分含量。

並不是說高鹽分的醃漬物就一定碰不得。只要稍微想一下與其他食物的搭配與份量，其實還是可以吃的。

首先，就來確認鹽分攝取的關鍵「**調味料**」吧。味噌、醬油等，只要加一點點就會達到一天的基準值6克。另外，容易誤以為「比較不鹹」的「薄鹽醬油」，其鹽分其實高於一般醬油。若是番茄醬跟辣醬油的話，辣醬油的含鹽量是番茄醬的3倍，使用時仍需留意避免過重。

還有，千萬別忘了**加工食品**的鹽分。特別是含鹽量特高的竹筴魚乾、花鯽魚乾、鱈魚子、鹽漬鮭魚等海鮮類加工品。魚板等魚漿製品、佃煮（以慢火燉煮食材，直到醬油、糖等調味料的醬汁收乾）、火腿培根都含有大量鹽分。想減鹽就要避免讓這些食品同時出現在餐桌上。乾麵跟泡麵的含鹽量也出乎意料地高，務必要小心。

話雖如此，但突然開始斤斤計較，強迫自己一定要過著減鹽的飲食生活，只會讓人覺得自己吃東西的樂趣都被剝奪了。更何況過度極端的飲食限制，就算短時間有辦法忍住，但沒多久就會感到厭倦而選擇放棄。為了避免出現這樣的結果，應該要訂立長久的減鹽計畫，按部就班慢慢習慣清淡飲食。只要在烹飪時下點功夫，也是可以不靠任何鹽分，就讓料理超美味。

使用容易讓鹽分超標的調味料時要小心！

	鹽分量
食鹽1小匙（5g）	5.0g
鮮味醬油1小匙（6g）	0.9g
薄鹽醬油1小匙（6g）	1.0g
味噌（白、偏辣）1小匙（6g）	0.7g
味噌（紅、偏辣）（6g）	0.8g
豬排醬1小匙（6g）	0.3g
辣醬油1小匙（6g）	0.5g
番茄醬1小匙（6g）	0.2g
美乃滋1小匙（6g）	0.1g
花鯽魚乾1片（140g）	2.4g
鱈魚子1片（80g）	3.7g
鹽漬鮭魚（100g）	1.8g

參考《日本食品標準成分表2010》

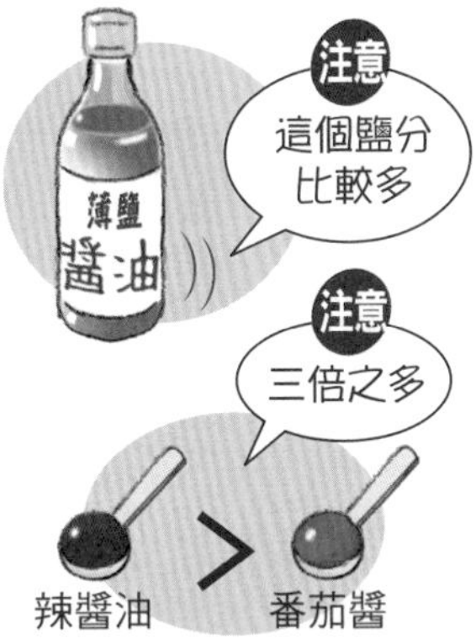
薄鹽醬油
注意
這個鹽分比較多
注意
三倍之多
辣醬油
>
番茄醬

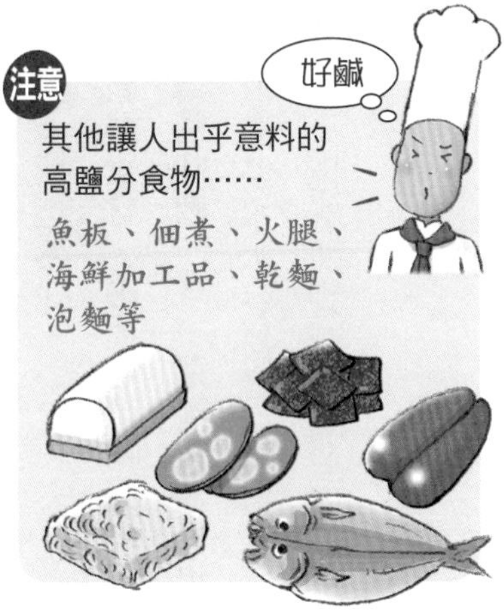
注意
好鹹
其他讓人出乎意料的高鹽分食物……
魚板、佃煮、火腿、海鮮加工品、乾麵、泡麵等

重新制定食鹽的攝取基準

話題

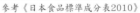

日式料理是眾所皆知的健康飲食，但唯一的缺點就是鹽分攝取的問題。

從預防高血壓的觀點來看，厚生勞動省（類似台灣的衛生福利部）的《日本人飲食攝取基準2015年版》中，已將一天的食鹽攝取量改為成人（18歲以上）男性為8g，女性為7g。飲食攝取標準是根據各種調查研究所做出的科學結論，告訴我們應該怎麼吃（編按：台灣可參考《國民飲食指標手冊》）。由此可知，日本人的最優先課題就是減鹽。

最近強調少鹽的餐廳或超商便當越來越多，這表示日本社會也開始意識到減鹽的重要性。善加利用的話，就能減少鹽分的攝取喔。

為了一入口就覺得美味，外食或市售熟食的調味都偏重。所以，想減鹽就要自己煮。下點功夫就能烹調出超好吃的減鹽料理。首先，減鹽並非一口氣就減少所有菜餚的食鹽或其它調味料分量，而是要懂得搭配。比方說，想喝味噌湯時，可以將配菜的醃漬物換成蔬菜棒，主菜的調味比平常淡一點的話，就不會覺得吃起來怪怪的。有效運用檸檬、柚子、酸橙、醋的**天然酸味**，就算不夠鹹也會覺得美味。利用胡椒、芥末、辣椒、薑等**辛香料**，以及蔥等**有香氣的蔬菜**來增添風味，也是減少醬油、味噌用量的祕訣。

高湯也很好用，可藉由香氣與美味來滿足味蕾。

加少量的油也能增添料理的美味，尤其是麻油、橄欖油等具有獨特風味的油品。但要小心千萬別過量，加太多熱量就會增加，讓人越吃越胖。

而基本中的基本就是一定要**使用新鮮食材**。過重的調味只會掩蓋食材的新鮮原味。最後，使用減鹽的最好調味料「**薄鹽味噌**」或「**薄鹽醬油**」也是不錯的方法。

雖然味噌湯被視為是減鹽大敵，但湯湯水水容易增加飽足感，也能達到營養均衡的目的。料多放一點，湯就會少一點。如此一來，也能達到減鹽的效果。放入含鉀量高的蔬菜，也能幫助排出多餘鹽分。

美味減鹽七訣竅

1 調味要搭配得宜

調味要分清淡跟稍重兩種。

2 畫龍點睛的酸味

利用檸檬、柚子、醋橘、柚子醋、米醋、黑醋、紅酒醋、巴薩米可醋的酸味來增添風味，讓人吃不出來有少放鹽。

3 辛香料、有香氣的蔬菜

善用胡椒、芥末、辣椒、生薑、蔥等辛香料與薄荷、紫蘇等有香氣的蔬菜。

4 加少量的油

用少量的油增添美味，不只減鹽，料理更美味。麻油或特級冷壓橄欖油等的效果尤佳。

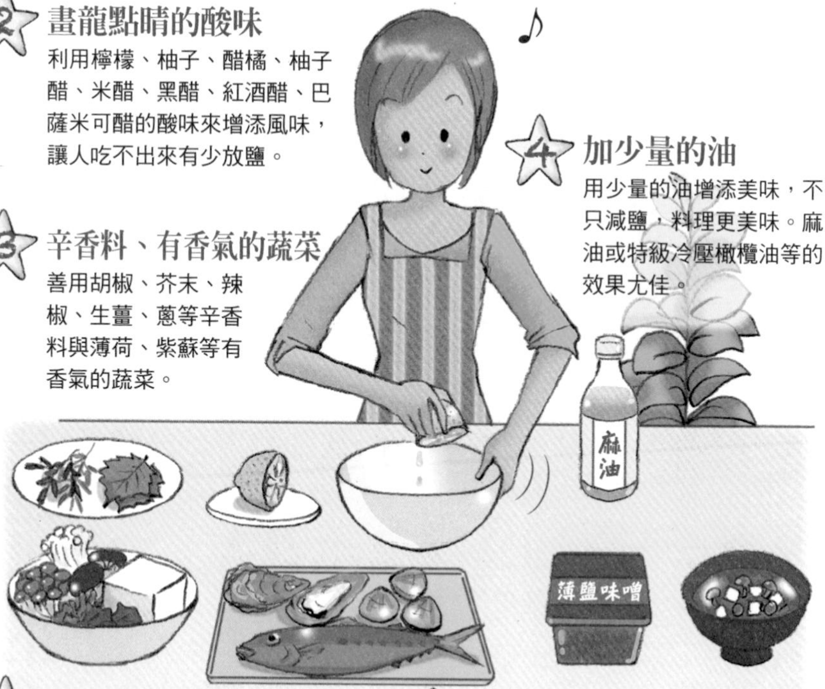

5 使用新鮮食材

趁新鮮時烹煮，就能善用食物原味，調味清淡反而更好吃。

6 使用薄鹽味噌與薄鹽醬油

使用少鹽也能大飽口福的商品，就能輕鬆減鹽。

7 味噌湯也能下功夫

料多放一點，湯就會少一點。放進湯裡的蔬菜、海藻跟菇類都含有豐富鈣質。

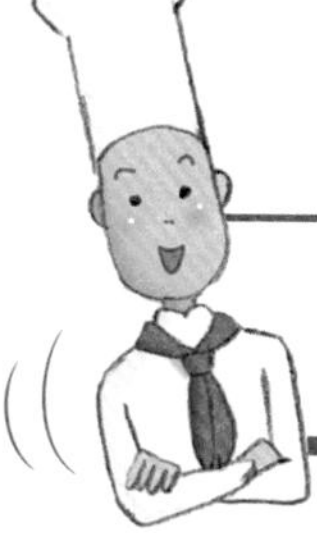

市售熟食的調味都很重。想減鹽最好自己煮。

必須積極攝取與盡量避開的食物

多吃蔬果！

若想藉飲食來改善高血壓，有必須積極攝取跟盡量避開的食物。必須積極攝取的食物，首推**蔬菜**與**水果**。第一個理由就在於蔬果類所含的鉀。鉀能抑制將鈉存在體內的腎素，藉此將鈉排出體外。因此，就算攝取了大量的鈉，但只要同時攝取鉀，就能防止鈉為非作歹。

鉀也能增加激肽釋放酶，激肽釋放酶是能擴張末梢神經、改變血流且降低血壓的酵素。也能抑制促使血壓升高的荷爾蒙「兒茶酚胺激素」，有效防止高血壓。

水溶性的＊**鉀**經過加熱烹調後，記得連同湯汁一起食用。

要多吃蔬果的第一個理由就在於蔬果內富含的膳食纖維。膳食纖維不會被消化，所以也不會被消化器官吸收。

膳食纖維可分為非水溶性跟水溶性兩種。

水溶性膳食纖維，包括水果常見的＊**果膠**與海藻的海藻酸，都能有效將鈉排出體外。非水溶性膳食纖維在通過消化器官時會吸附鈉，將其化成糞便排出體外。

除了鉀跟膳食纖維外，水果裡也含有大量果糖。吃太多可能會發胖，千萬別過量。

用語解說

鉀　高鉀血症（腎衰竭）的話，要小心新鮮蔬果！

果酸　水溶性膳食纖維。只要碰到酸跟糖就會呈現果凍狀，所以常被拿來做果醬，能有效降低血中膽固醇跟血糖值。

必須積極攝取的食物——蔬果類食物

蔬果類食物能改善高血壓的三大理由

1 含有大量的鉀

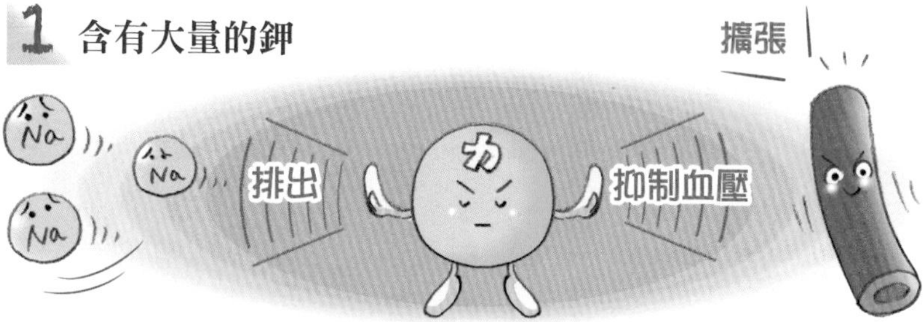

●具有將鈉排出體外，抑制血壓的效果。

鉀含量高的食物	巴西里、菠菜，芋頭、南瓜、高麗菜嬰、香蕉、哈密瓜

2 含有大量膳食纖維

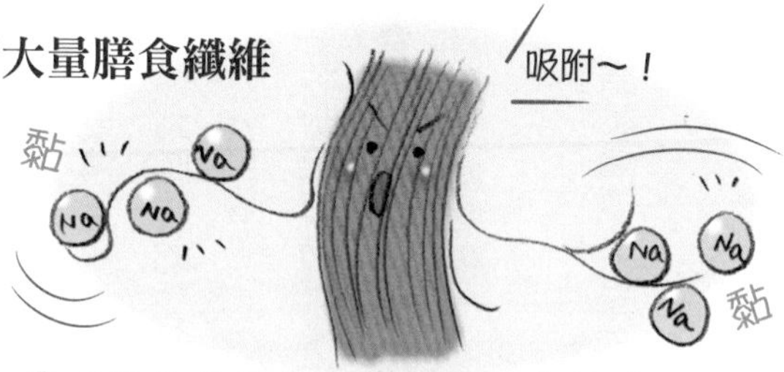

●吸附鈉並將其化成糞便排出體外。

膳食纖維含量高的食物	麻薏、牛蒡、菠菜、香菇、蘋果、草莓

3 營養豐富

●更富含維他命、礦物質等人體所需營養素！

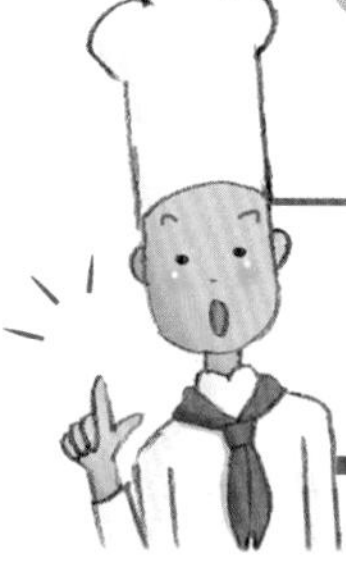

因水果含有大量果糖，千萬小心別過量！
一天不要超過2顆蜜柑。除了淡色蔬菜外，
也要攝取黃綠色蔬菜！

脂肪攝取重質別過量！

高血壓飲食一定要避免攝取高脂肪的食品，但這並不表示通通不能吃。三大營養素之一的脂肪是形成細胞膜與荷爾蒙的材料。若沒有脂肪，體內的血液凝固、免疫、抑制發炎等功能就會出問題。攝取脂肪的關鍵並非通通不吃而是要適量。

那麼要從哪裡攝取適量的脂肪呢？這關係到脂肪的性質。

大家應該經常聽到「要少吃動物性脂肪」這句話吧。「動物性脂肪」在體內呈現固狀，「植物性脂脂」則呈現液狀。脂肪主要是由名為脂肪酸的物質所組成的，大致可分為「飽和脂肪酸」跟「不飽和脂肪酸」。**肉類、牛奶跟蛋都含有大量飽和脂肪酸**，也就是所謂的動物性脂肪。動物性脂肪會增加血中的膽固醇與三酸甘油脂（中性脂肪），**小心不要吃太多**。

不飽和脂肪酸則是「有益健康的脂肪」。

不飽和脂肪酸可分為單元跟多元不飽和脂肪酸。多元不飽和脂肪酸又可細分為Omega -3跟Omega-6脂肪酸。

單元不飽和脂肪酸常見於橄欖油與杏仁油，能有效降低低密度脂蛋白膽固醇（LDL膽固醇）。Omega-6則常見於紅花籽油、葵花油、麻油，能降低血中膽固醇。但攝取過量會導致血栓，一定要適量。荏胡麻油、紫蘇油、沙丁魚與秋刀魚的油脂則含有豐富Omega-3。

用語解說 多元不飽和脂肪酸　EPA 或 DHA 等 Omega-3 脂肪酸及亞麻油酸或花生四烯酸等 omega-6 脂肪酸等，都是對身體健康有益的脂質。

得少吃一點的脂肪與希望大家善用的脂肪

脂肪並非都一樣！要注意其種類與性質！

得少吃一點的
飽和脂肪酸

動物性脂肪→會增加體內膽固醇與三酸甘油脂

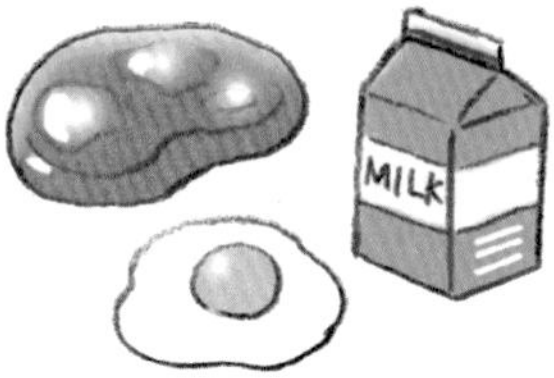

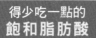

- 月桂酸……椰子油、棕櫚油
- 肉豆蔻酸……奶油、椰子油
- 棕櫚酸……動植物性油脂
- 硬脂酸……動植物性油脂

希望大家善用的
不飽和脂肪酸

低密度脂蛋白膽固醇→能降低低密度脂蛋白膽固醇

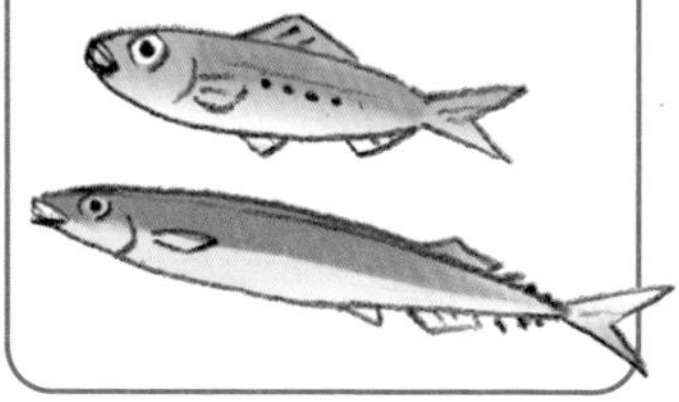

單元不飽和脂肪酸

Omega-9脂肪酸

- 棕櫚油酸……動植物性油脂、魚油
- 油酸……動植物性油脂

多元不飽和脂肪酸

Omega-3脂肪酸

- α-亞麻酸（ALA）……紫蘇油、亞麻仁油
- 二十碳五烯酸（EPA）……魚油
- 二十二碳六烯酸（DHA）……魚油

Omega-6脂肪酸

- 亞麻油酸……植物性油脂
- 花生四烯酸……動物性磷脂肪

多攝取青魚類能控制血脂

脂肪的種類五花八門。不要一聽到「脂肪」就躲得遠遠的，而是要充分認識後，善用不同種類與性質的油脂。

大家都說「魚油有益身體健康」。魚跟肉一樣都是優質蛋白質的來源，經常被拿來當成主菜。究竟魚跟肉的脂肪有何不同呢？近年，「有益健康的脂肪」多元脂肪酸 Omega-3，其效果深受矚目。大家應該都有聽過ＥＰＡ、ＤＨＡ吧。

ＥＰＡ是二十碳五烯酸的簡稱。能抑制血小板凝固，降低*三酸甘油脂與低密度脂蛋白膽固醇，增加高密度脂蛋白膽固醇，具有能讓「血液變得清澈」的功能。

ＤＨＡ則是二十二碳六烯酸的簡稱，能提高血管的柔軟度，讓血流變得更加順暢。

沙丁魚、秋刀魚、鯖魚等青魚都含有豐富的ＥＰＡ、ＤＨＡ。

因此，吃青魚就能讓「血液變得清澈」，有效預防心血管疾病。這就是與富含飽和脂肪酸、容易導致動脈硬化的肉類最大的不同之處。

青魚也含有大量Omega-3。Omega-3 脂肪酸雖然能降低血中膽固醇，但過量也會導致血栓。因此，就算是青魚，吃的時候也要注意營養均衡。

Omega-3 脂肪酸跟 Omega-6 脂肪酸的黃金比率為1：3～4。

用語解說

三酸甘油脂　由肝臟製造的一種脂肪。多餘的熱量會被轉化為三酸甘油脂儲存在體內，過剩的話就可能是造成肥胖或脂肪肝的原因。

有益健康的脂肪——EPA與DHA

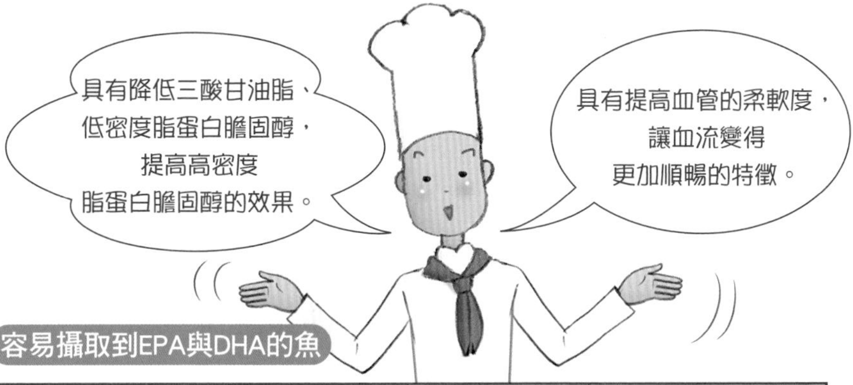
具有降低三酸甘油脂、低密度脂蛋白膽固醇，提高高密度脂蛋白膽固醇的效果。
具有提高血管的柔軟度，讓血流變得更加順暢的特徵。

容易攝取到EPA與DHA的魚

	EPA (mg/100g)	DHA (mg/100g)
鰻魚（蒲燒）	750	1300
石狗公	1500	1500
鯖魚	500	700
秋刀魚	890	1700
鮭魚子	2100	2400
小青鮒	980	1700
大青鮒	940	1700
黑鮪魚（魚肚）	970	1900
青鱗仔	1200	1300

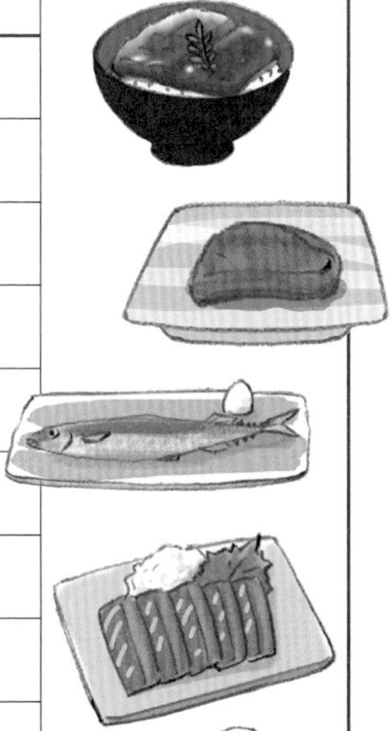

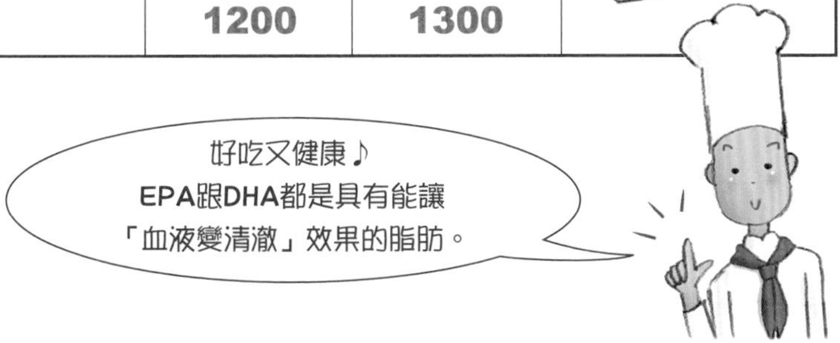
好吃又健康♪
EPA跟DHA都是具有能讓
「血液變清澈」效果的脂肪。

高血壓患者應該多攝取的營養素還包括蛋白質、鈣與鎂。

三大營養素之一的蛋白質，也是形成人體細胞的重要來源。

對高血壓患者來說，**蛋白質**之所以重要就在於它也是血管的材料。

若血管開始老化，無法正常代謝的話，就會失去彈性導致動脈硬化，這會讓高血壓更加惡化。而構成蛋白質的胺基酸裡，有一種名為牛磺酸的物質，能抑制大腦交感神經中樞，避免過度興奮。

換句話說，牛磺酸能有效抑制因交感神經緊張而升高的血壓。除了青魚外，花枝、章魚、牡蠣跟蛤蜊都含有豐富的牛磺酸。水溶性的牛磺酸也非常適合拿來煮湯。

鈣是造骨時不可或缺的礦物質，但也會對血壓造成很大的影響。高血壓患者的鈣質代謝若出現異常，就會有過剩的鈣質跑進血管＊平滑肌內的細胞裡。鈣質會造成平滑肌的收縮，血管一收縮血壓就會上升。

能控制此一血管收縮作用，維持適當平衡的就是**鎂**。

鎂能防止血管過度收縮，協助血管的擴張。

我們的身體常常會缺乏鎂與鈣質，因此得積極攝取。

用語解說　平滑肌　肌肉的一種，分布於消化器官等心臟以外的內臟或血管壁。是無法憑藉人類意識控制的非隨意肌。

其它應該多攝取的營養素

蛋白質

❶ 形成血管的材料

❷ 成分裡的牛磺酸具有抑制興奮的交感神經及降低血壓的效果。

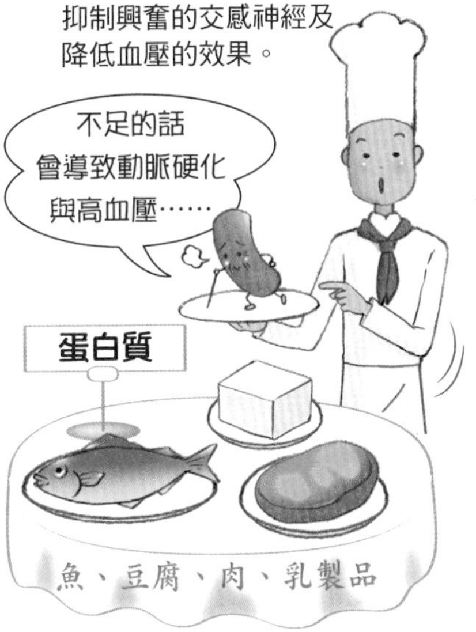
不足的話
會導致動脈硬化
與高血壓……
蛋白質
魚、豆腐、肉、乳製品

鈣質

❶ 降血壓效果

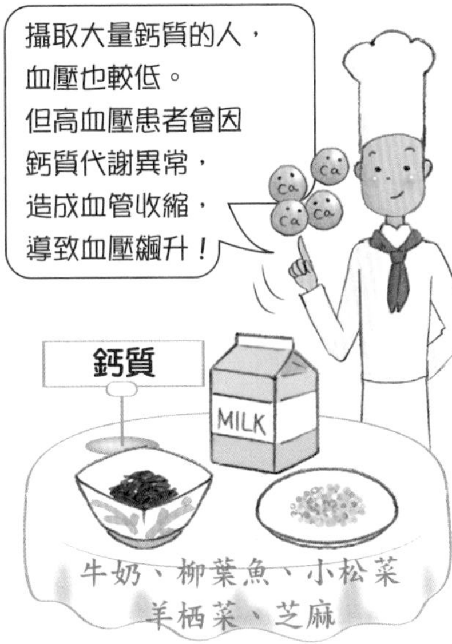
攝取大量鈣質的人，
血壓也較低。
但高血壓患者會因
鈣質代謝異常，
造成血管收縮，
導致血壓飆升！
Ca
鈣質
MILK
牛奶、柳葉魚、小松菜
羊栖菜、芝麻

鎂

❶ 能防治因鈣質所導致的血壓上升

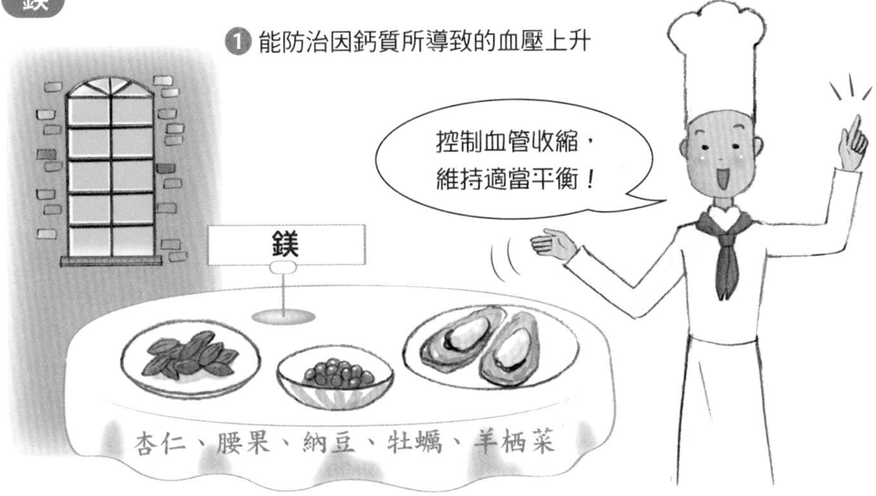
控制血管收縮，
維持適當平衡！
鎂
杏仁、腰果、納豆、牡蠣、羊栖菜

酒精要適量

除了吃的食物外，高血壓患者也必須注意喝下肚的飲品，其中影響最大的就是酒精。

自古以來都流傳著「酒為百藥之長」。有小酌習慣的人比滴酒不沾的人來得健康。這是因為酒精具有促進血液循環，增加高密度脂蛋白膽固醇、紓壓等效果。

就高血壓來說，與滴酒不沾的人相比，每天小酌能減緩動脈硬化的速度，也能降低心血管疾病致死率，故具有一定的效果。不過，前提是要適量。老是喝太多的人，血壓會飆升引發高血壓。也有研究報告指出若減少八成的飲酒量，血壓就會下降。

其原因就在於飲酒過量會造成交感神經緊張、增加心跳數的酒精過剩，加上下酒菜所含的鹽分，以及吃太多導致熱量攝取過量。

喝的時候要注意下酒菜的鹽分跟熱量，也別吃太多。

適量的酒精量，若以*酒精單位換算，男性一天為20～30克，女性則是10～20克，相當於日本酒一合（180 ml）、不超過一瓶啤酒（500 ml）。

高血壓患者也要留意飲料所含的咖啡因。

咖啡與綠茶裡的咖啡因會刺激交感神經並促進血管收縮，升高血壓。因此要避免攝取過量的咖啡、綠茶。

用語解說　酒精單位換算　因為酒的種類不同，酒精濃度也不同，因此為了計算不同種類的酒所含的酒精量而採用的換算方式

適量的酒精是「百藥之長」

喝太多的A先生……

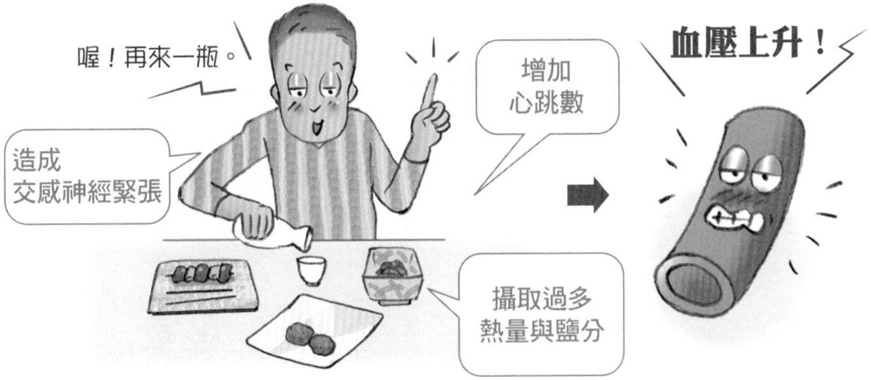

喔！再來一瓶。
造成
交感神經緊張
增加
心跳數
攝取過多
熱量與鹽分
血壓上升！

知道有所節制的B小姐……

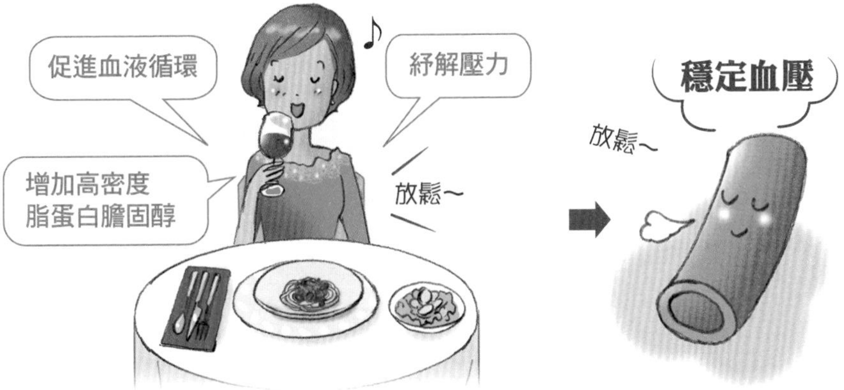

促進血液循環
紓解壓力
增加高密度
脂蛋白膽固醇
放鬆～
穩定血壓
放鬆～

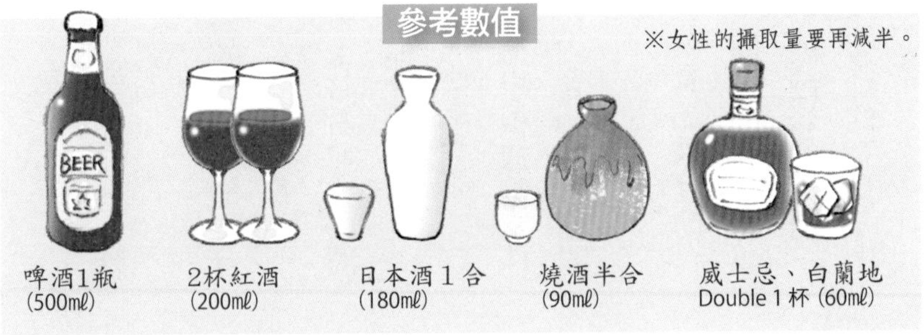

參考數值
※女性的攝取量要再減半。
BEER
啤酒1瓶
(500mℓ)
2杯紅酒
(200mℓ)
日本酒1合
(180mℓ)
燒酒半合
(90mℓ)
威士忌、白蘭地
Double 1杯 (60mℓ)

※ 參考《高血壓治療方針 2014》

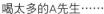

超市、超商隨處可見的「特定保健食品」或二〇一五年上市的「機能性食品」等，都是「有益健康」的食品，但哪些才能實際用在高血壓的食療上呢？

被稱為「特保」的「特定保健食品」、「機能性食品」以及「營養機能食品」，都是具有一定效果的「保健機能食品」。

特定保健食品是期待能達成特定保健目的，由厚生勞働省（類似台灣的衛生福利部）核准的食品。經由臨床實驗，以科學方式檢證出其健康效果與安全性後，就會獲得特保標籤（編按：在台灣，保健食品或機能性食品等，向衛生福利部申請查驗登記許可後，則稱為「健康食品」）。

機能性食品則會在外包裝上標示其營養成分。廠商必須依據國家規定，將科學根據等文件送至消費者廳（台灣的行政院消費者保護會）獲得許可。營養機能食品則是在內含一定程度的已獲科學證實營養成分的食品上，標示其營養成分的機能。

前面提到許多對高血壓患者有益的飲食方式，但也可以藉由這些特定保健食品來協助食療。不過，特定保健食品充其量只是「食品」。跟以治療為目的的藥物截然不同，因此不需要對其抱著過度期待。也務必要遵守一天的攝取量。保健食品並不是吃越多效果就越好的東西，過量反而會傷身。接受治療的人，若想使用保健機能食品，請一定先徵詢主治醫師的意見。尤其是正在服用降壓藥或併發症治療藥物的人，一定要先問過醫生，千萬別自行判斷。

如何善用保健機能食品與其注意事項

可輕鬆購入的「保健機能食品」，
在其定義與使用上有4點注意事項。

1 只是補助食品

是高血壓患者進行食療時的「補助」食品。

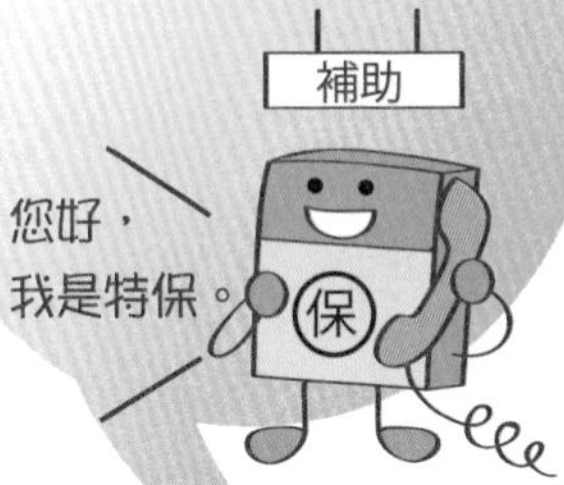
補助
您好，
我是特保。
保

2 千萬別過量

保健食品並不是「吃越多效果就越好」的東西，過量反而會傷身！

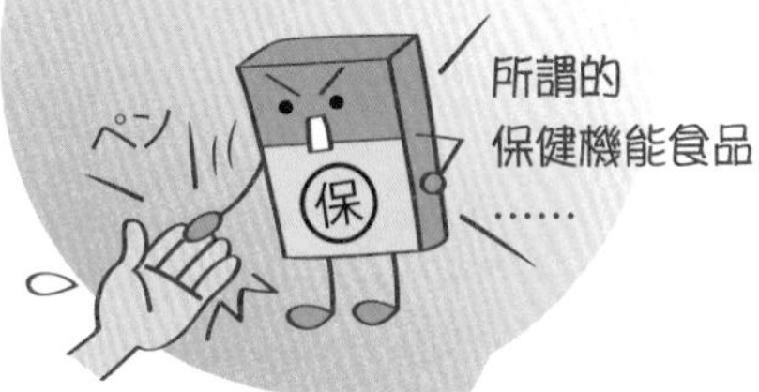
ペン
保
所謂的
保健機能食品
……

所謂的
保健機能食品……

3 並不是藥物

充其量只是食品，並不是拿來治病的。

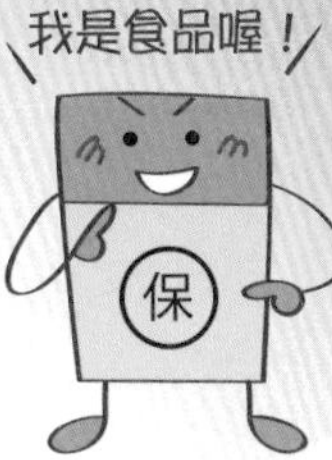
我是食品喔！
保

4 接受治療的患者一定要徵詢主治醫師的意見

正在服用降壓藥或併發症治療藥物的人，千萬別自行判斷。

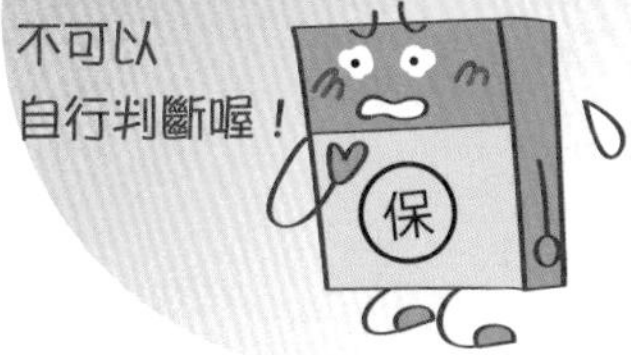
不可以
自行判斷喔！
保

※ 摘自《高血壓治療方針2014》

若有併發症，就要這樣吃

腎臟病患者

若出現併發症時，飲食也要特別小心。

高血壓會對血管造成負擔，也會導致腎臟的動脈硬化，併發腎硬化與慢性腎衰竭等疾病。腎臟會過濾血液中的老舊廢物，以尿液的形式排出體外。同時也會調節血液中的鈉平衡與水分。若飲食內容造成腎臟更大的負擔，讓虛弱的腎臟無法處理，就會造成症狀更加惡化。

首先，要小心蛋白質的攝取別過量。攝取蛋白質時，腎臟就必須排出尿素氮與*肌酸酐，因此造成腎臟負擔。不過，蛋白質也是維持身體運作不可或缺的營養素，因此必須要適量。

同樣的，為了不排出太多的鈉，也要留意鹽分（食鹽）的攝取量。因為，過量除了會造成腎臟的負擔外，腎功能一衰退，鈉的排出力也會跟著降低。

雖然就高血壓的食療來看，會建議患者多攝取鉀，但鉀其實會促進鈉的排出。腎功能衰退也會阻礙鉀的排洩，甚至提高血液中的鉀濃度，引發高血鉀症（82頁）。

蛋白質的攝取量若有所限制的話，就要攝取足夠熱量。不足的話，體內的蛋白質就會轉換成活動所需的熱量因而造成不足。依症狀不同，腎臟病患者也必須限制水分的攝取。

用語解說　肌酸酐　肌肉所生成的老舊廢物之一。通常會被排洩到尿液中，但若腎功能衰退導致無法順利排出的話，血液中的肌酸酐值就會上升。

減輕腎臟負擔的飲食訣竅

減輕腎臟負擔的飲食訣竅

Menu

1. 蛋白質攝取要適量

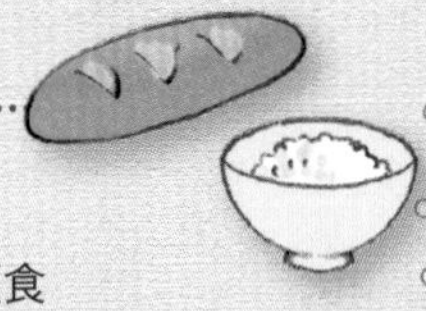

攝取過量會造成腎臟負擔
- 1天30～50g左右。
- 也要留意米飯、麵包、根莖類食物裡所含的蛋白質。

2. 鹽分（食鹽）攝取要適量

- 1天不超過6g，但依醫師指示可能會更少。

3. 鉀的攝取要適量

會減弱腎臟的鉀排出力
- 蔬果攝取要適量。
- 鉀為水溶性礦物質，蔬菜切好後可用水沖或汆燙方式來減量。

4. 熱量攝取要充足

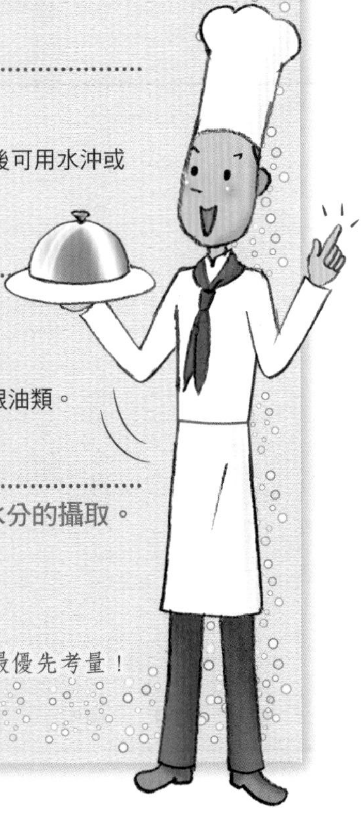

因蛋白質攝取量有所限制，所以要攝取足夠熱量。
- 一天的目標是1800～2200大卡
- 善用不含蛋白質的砂糖、澱粉跟油類。

5. 水分限制

依症狀不同，可能必須限制水分的攝取。
- 確實計算水分。
- 也要考量料理、水果的水分。
- 不要減少太多。

※以上僅供參考，還是要以醫囑為最優先考量！

高血壓也與糖尿病息息相關。正如第1章所述，糖尿病患者多半有高血壓，高血壓患者也容易罹患糖尿病。兩種疾病併發後會彼此影響造成惡化，甚至導致動脈硬化，引發心血管疾病或腦中風。若微血管病變，則有罹患神經障礙或視網膜病變的風險。

同時罹患糖尿病與高血壓的人，雖然其食療與高血壓的食療有許多相同之處。但為了不造成糖尿病的惡化，必須更加**留意熱量的攝取**。

首先要注意的就是脂肪，尤其是容易造成動脈硬化的動物性脂肪與醣類。

相反地，必須積極攝取的就是膳食纖維，可分為水溶性與非水溶性兩種。水溶性的包括水果果膠、蒟蒻的葡萄糖甘露蜜與海藻類的海藻酸，非水溶性的則有蔬菜的纖維素與動物軟骨內所含的膠原蛋白。

水溶性膳食纖維可降血糖，建議**可大量攝取**。但是，水果因為富含果糖，熱量高，也要小心攝取過量造成肥胖。蔬菜、豆類常見的非水溶性膳食纖維也能吸收腸內多餘的物質，增加飽足感，是糖尿病、高血壓患者的最佳夥伴。

另一個重點就是**一天三餐要規律**。糖尿病是由於胰臟分泌胰島素功能降低，使人體無法充分利用血液中的糖分，造成高血糖狀態的一種疾病。兩餐併成一餐會造成血糖急速上升，因此需要大量胰島素，而造成胰臟負擔。

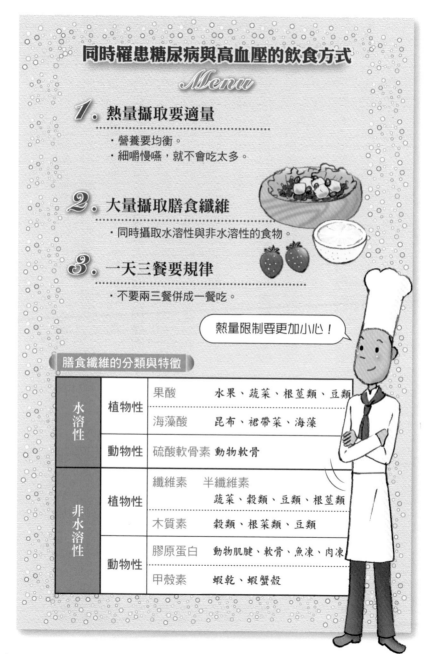

讓熱量限制進行得更加順利的飲食方法

同時罹患糖尿病與高血壓的飲食方式

Menu

1. 熱量攝取要適量

・營養要均衡。
・細嚼慢嚥，就不會吃太多。

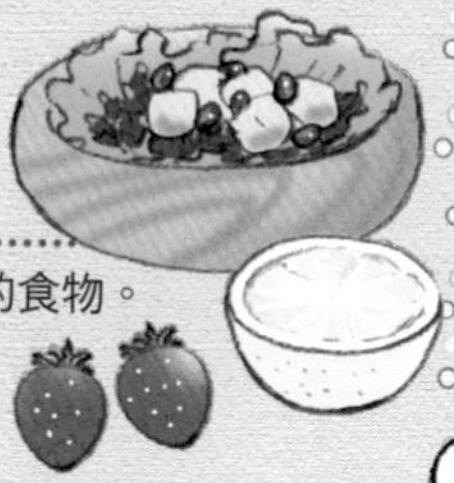

2. 大量攝取膳食纖維

・同時攝取水溶性與非水溶性的食物。

3. 一天三餐要規律

・不要兩三餐併成一餐吃。

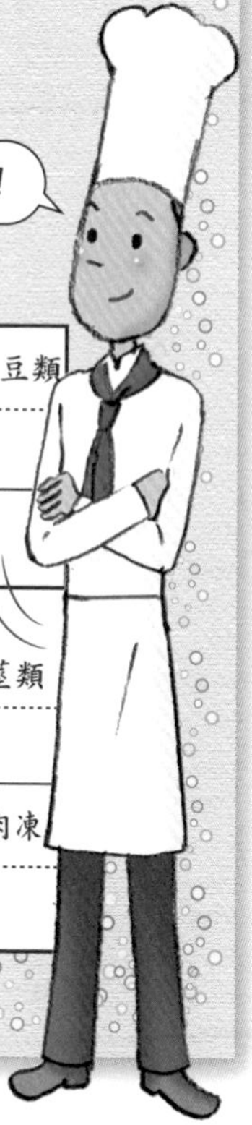

膳食纖維的分類與特徵

水溶性	植物性	果酸	水果、蔬菜、根莖類、豆類
		海藻酸	昆布、裙帶菜、海藻
	動物性	硫酸軟骨素	動物軟骨
非水溶性	植物性	纖維素　半纖維素	蔬菜、穀類、豆類、根莖類
		木質素	穀類、根菜類、豆類
	動物性	膠原蛋白	動物肌腱、軟骨、魚凍、肉凍
		甲殼素	蝦乾、蝦蟹殼

高血脂患者

高血壓患者同時罹患高血脂症的病例非常多。高血脂症指的是血液中脂肪過多。血液中的脂肪主要是指三酸甘油脂與*膽固醇。三酸甘油脂超標為「高三酸甘油脂血症」，膽固醇超標則為「高膽固醇血症」，二者同時超標的「混合型高血脂症」病例也不少。

進行食療時要注意的就是**不要攝取過量脂肪與膽固醇**。尤其是動物性脂肪裡富含的飽和脂肪酸，會增加促進動脈硬化的低密度脂蛋白膽固醇。所以，攝取肉類、豬油與奶油時，千萬別過量。也要小心高膽固醇的鮭魚子與鱈魚子。而植物油或青魚脂肪所含的不飽和脂肪酸，能降低低密度脂蛋白膽固醇，並增加高密度脂蛋白膽固醇，建議大家可以多吃。

此外，必須特別留意的就是**整體的營養均衡與熱量**。若缺乏維他命、礦物質、膳食纖維，會造成膽固醇氧化，導致對身體有害的物質難以排出體外。

雖然控制了脂肪，但如果總熱量還是超標的話，多餘的熱量就會轉換為脂肪儲存在體內。肥胖對高血脂與高血壓都會造成不好的影響，千萬要小心。尤其是甜食與酒精都容易造成肥胖，一定要有所節制。

用語解說

膽固醇　脂肪的一種。是人體細胞膜的材料，也具有保護血管壁與紅血球的功能。雖可從食物攝取，但多半都是在肝臟合成。

避免攝取適量脂肪與膽固醇的飲食方法

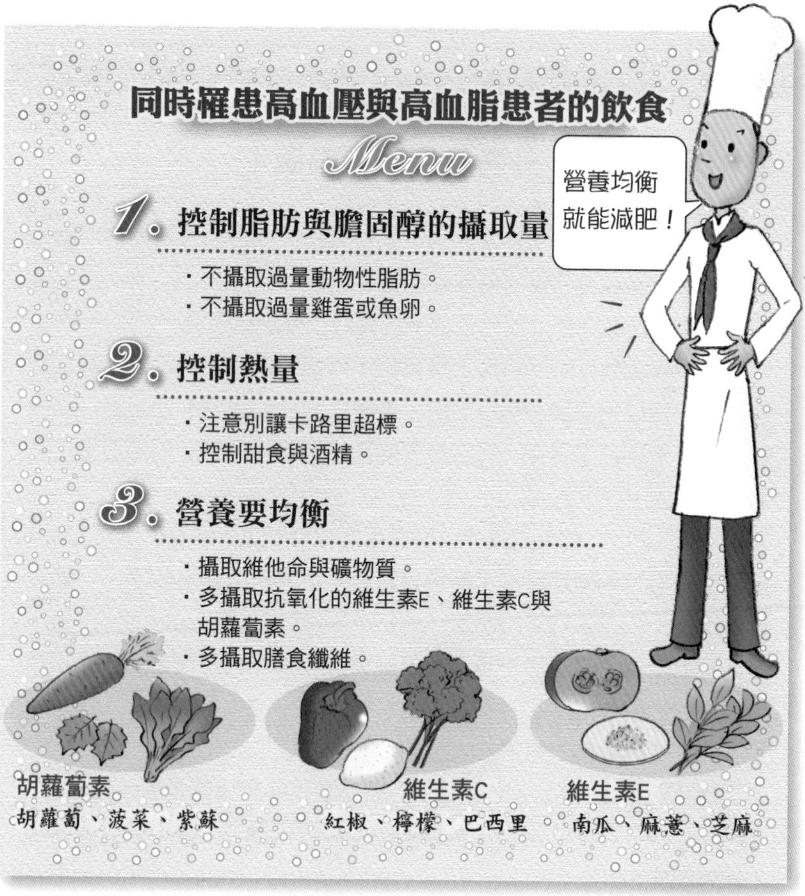

如何攝取膽固醇？

話題

應該有人為了身體好，一天只吃一顆雞蛋的吧？厚生勞動省（類似台灣的衛生福利部）的《日本人飲食攝取基準2015》裡，已經刪除了膽固醇一日攝取量的上限。這是因為有研究指出，從飲食中所攝取的膽固醇量並不會影響體內的膽固醇數值，反而是肥胖或動物性脂肪的攝取影響較大。

不過，這只適用於健康人士。因為也有研究指出，體內低密度脂蛋白膽固醇值過高的人可藉由控制膽固醇攝取來控制。此外，膽固醇含量高的食材，其實脂肪含量也很高。因此，營養均衡才是最重要的。

專欄

聰明吃小訣竅，外食也能吃得健康！

就算外食，食療的基本原則也不會有任何改變。就是要控制鹽分（食鹽），脂肪與熱量的攝取也別過量。

選菜的訣竅就是以菜色豐富的**套餐取代單品**料理。

蓋飯或麵類等單品料理，營養較不均衡，鹽分也較高。尤其要避開拉麵、鍋燒烏龍麵、豬排蓋飯、咖哩飯等。如果真的很想吃拉麵的話，也千萬別把湯喝完，其它幾餐就要控制鹽分與脂肪的攝取量，才能吃得健康。

主菜、副菜、米飯的定食，因使用的食材豐富，營養也比較均衡。但若是壽喜燒、薑燒豬肉、照燒青魽等主菜偏鹹、鹽分較高，就應該要盡量避免。

盡可能挑選清淡的主菜，副菜則選擇蔬菜、黃豆類食品，小菜則以醋漬取代醃漬物。

外食時也要有「剩下」的勇氣。

醣類過多時，就別把白飯吃完。餐點隨附的醃漬物也盡可能別吃，不然就只吃一半。味噌湯或一般湯品的鹽分也偏高，**盡可能只吃料，別把湯喝完**。

為了讓人食指大動，外食的鹽分通常都會比自己煮的還要高。依菜色不同，一餐可能就超過一天的鹽分攝取量。所以，可以的話就盡量自己煮或帶便當吧。

買超商食品或便當來吃時，一定要確認包裝上標示的鹽分量。

最近推出了許多以健康為訴求的「少鹽多菜」便當，都是不錯的選擇。

第4章

預防高血壓的日常注意事項

想治療高血壓，就要隨時提醒自己不要再讓血壓上升了。這章將為大家解說日常生活的注意事項。

在家自己量血壓！

醫生重視的居家血壓測量

要預防或不讓高血壓惡化，不能全靠醫療院所，自我檢測才是關鍵。其中最重要的就是自己量血壓。

雖然很多人都想說「健檢時有量就夠了」。但比起醫療院所，在家自己測量才是最重要。正如第1～2章所說，血壓會隨著測量的場所、時間、氣溫、壓力而有所不同。因此，有不少人自行在家測量的「居家血壓」情形與醫生等在醫院測量的「門診血壓」的差距頗大。

門診血壓就可以分為看到身穿白袍的醫生或護理師站在自己面前就開始緊張，血壓因而上升的「白袍高血壓」，以及在醫院量的時候正常，回到家卻升高的「假性高血壓」兩種。

最新研究指出，就治療而言，**居家測量的血壓數據重要性遠高於在醫療院所測量出來的血壓數據**。居家血壓的最大好處，就是能在最放鬆狀態下測得血壓，第二則是能在自己喜歡的時間測量。比方說在早上或就寢前測量，就能及早發現「早晨高血壓」或「夜間高血壓」。

自行測量血壓還能確實掌握自己的身體狀況，成為如食療、運動療法、降壓藥品等長期治療高血壓的指標。

在家測量血壓的好處

1 能放鬆測量

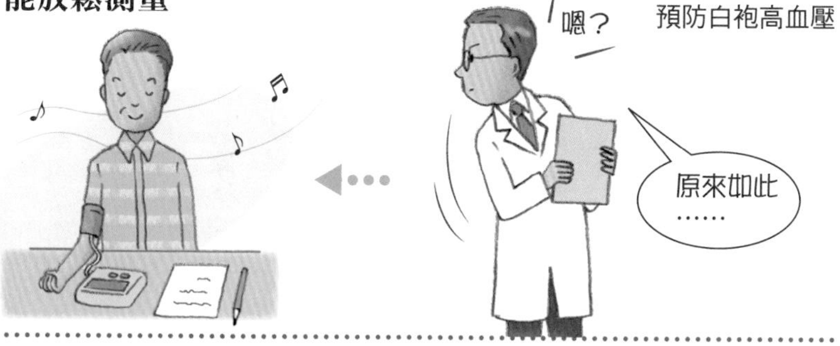
嗯？
預防白袍高血壓
原來如此……

2 能挑選自己喜歡的時間

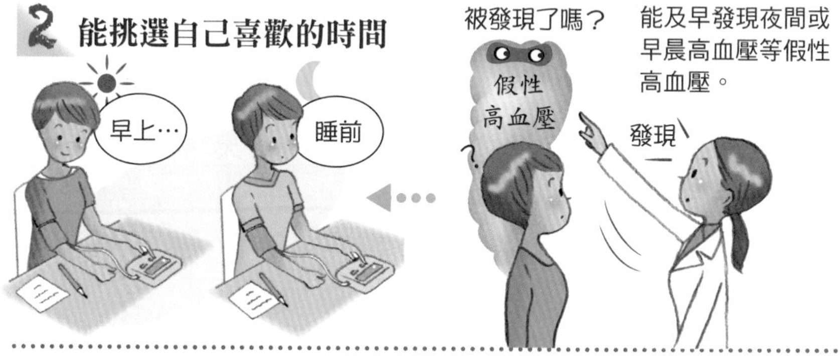
早上…
睡前
被發現了嗎？
假性高血壓
發現
能及早發現夜間或早晨高血壓等假性高血壓。

3 了解自己的狀況

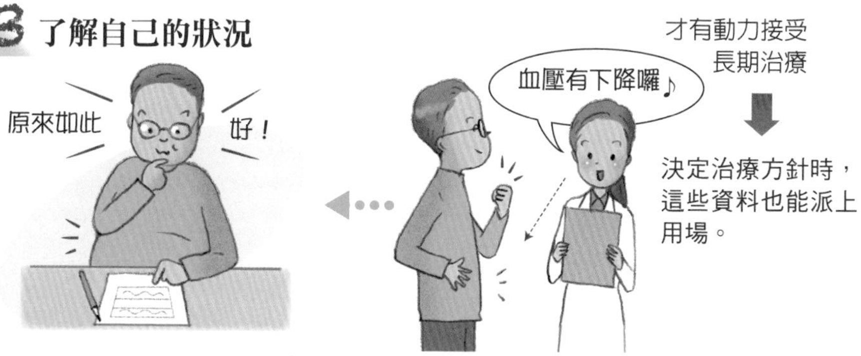
原來如此
好！
血壓有下降囉♪
才有動力接受長期治療
決定治療方針時，這些資料也能派上用場。

最重要的是要每天測量，並確實記錄每天的血壓變化！

量血壓要正確

＊血壓計依測量位置如手指、手腕、上臂等可分為多種類型。手腕型的好處在於就算穿長袖也能量，但最正確的還是上臂型血壓計。

●測量血壓的時間分為早上跟傍晚上**一天兩次**。

●早上要在**起床後的一小時內**，排尿後、吃早餐前量。

●晚上則在**就寢前**，吃飯、抽菸、聊天、泡澡後間隔半小時以上再量。

●測量用的桌椅要放在**安靜的地方**。室溫要適中，不能太冷也不能太熱。

●抬頭挺胸坐在椅子上，**測量前5分鐘**要讓心情平靜下來，並且把衣袖捲好。

●放鬆之後，可以從上臂手肘找出有脈搏的地方，這就是**上臂動脈**。

●臂帶要捲在上臂動脈上方，約在上臂手肘上方2～3cm處，**鬆緊度約為可放進1～2根手指的程度**。綁太緊會讓數值比實際血壓低，太鬆就會比實際血壓高，千萬要小心。

●若想讓上臂與心臟同高，就要將**手臂放在桌上再行測量**。

●測量時記得肩膀放鬆放慢呼吸，**讓身體處於最輕鬆的狀態**。

●若要取得最正確的數值，每次要量2～3次，**取兩個最相近數字的平均值**。

●如果家裡血壓計太舊的話，建議可以換一台新的。因為舊血壓計的數值容易有誤差。

●市面上有一款會主動記錄並將資料傳到電腦的超便利血壓計。

用語解說　血壓計　測量血壓的器具。現在市面上推出多種精準度高的家用血壓計，可見家庭血壓在治療上已逐漸受到重視。

在家量血壓的方式

※以上臂型血壓計為例

❶ 準備

・將桌椅擺在安靜的地方。
・室溫維持在20～25度。
・盡可能在固定時間測量。

❷ 測量時

・早上：起床後1小時以內，早飯前。
・晚上：就寢前。進食、泡澡、抽菸、聊天後間隔30分鐘。排便、排尿後間隔5分鐘。
・相同姿勢、相同手臂。

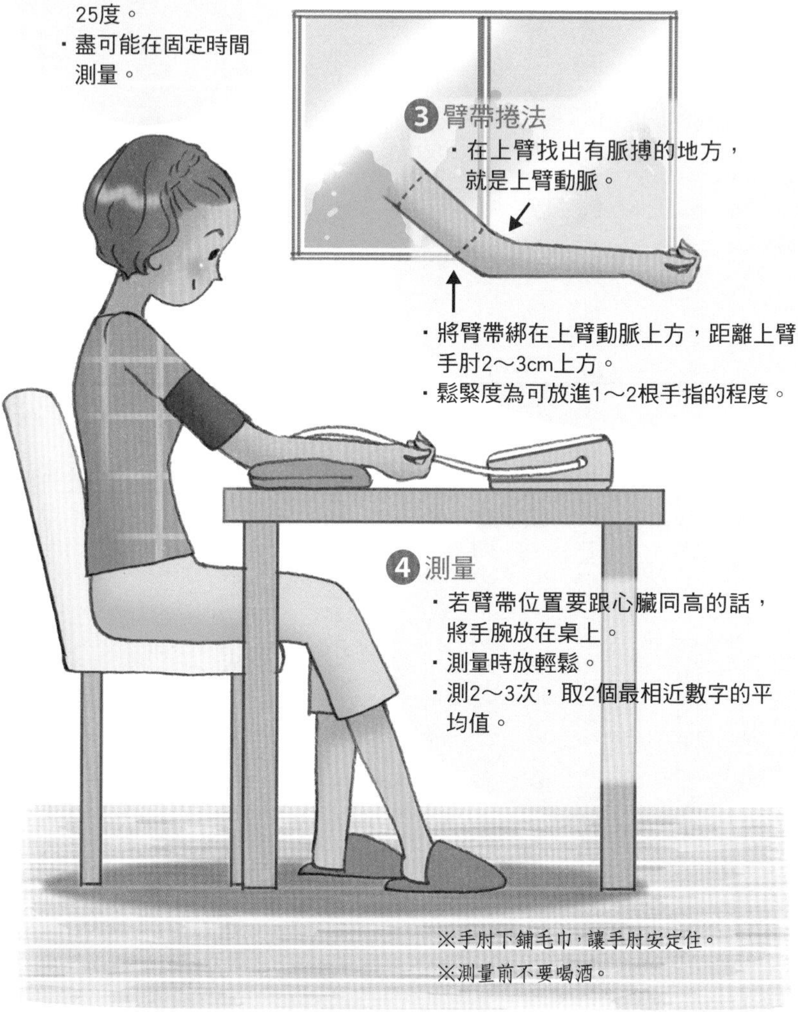

❸ 臂帶捲法

・在上臂找出有脈搏的地方，就是上臂動脈。

・將臂帶綁在上臂動脈上方，距離上臂手肘2～3cm上方。
・鬆緊度為可放進1～2根手指的程度。

❹ 測量

・若臂帶位置要跟心臟同高的話，將手腕放在桌上。
・測量時放輕鬆。
・測2～3次，取2個最相近數字的平均值。

※手肘下鋪毛巾，讓手肘安定住。
※測量前不要喝酒。

運動療法也很重要

適度運動能預防、改善高血壓

運動療法也能有效治療高血壓。只要患者肯努力，效果就會很驚人，所以一定要認真運動。運動時身體會變暖，這表示血液循環也變好了。

這是因為肌肉活動時，需要較多氧氣與能量，心臟供應給全身的血液也會增加，因此造成血壓、脈搏的暫時上升。

雖然看起來會對高血壓造成不良影響，但其實**適度運動**是有助於改善高血壓的。就算因運動造成血壓短暫上升，但因肌肉血管擴張，運動後血壓反而會下降。養成持續運動的習慣後，肌肉就能更有效率地吸收氧氣，血壓、脈搏就比較不會爆升。另外，血液裡擴張血管的前列腺素增加，收縮血管的兒茶酚胺激素減少，也能藉此讓副交感神經變得較為活躍，降低血壓。

長期運動也能改善會造成高血壓惡化的動脈硬化、高血脂症、糖尿病與肥胖，還能達到紓壓的效果。不過，這些效果並不是運動個一兩天就會馬上出現。從來不運動的人，一聽說能改善高血壓就貿然開始運動，反而更危險。

適度運動能降血壓

「運動」能穩定血壓的原因是……

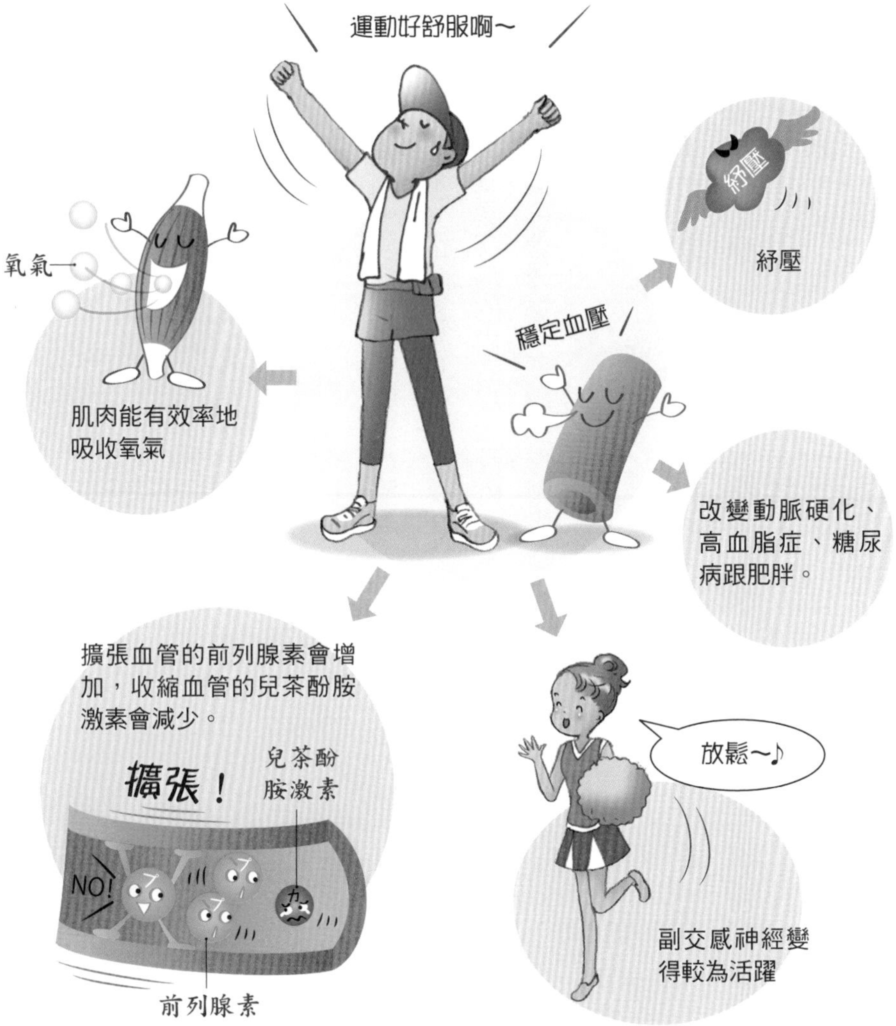
運動好舒服啊～
氧氣
肌肉能有效率地吸收氧氣
紓壓
紓壓
穩定血壓
改變動脈硬化、高血脂症、糖尿病跟肥胖。
擴張血管的前列腺素會增加，收縮血管的兒茶酚胺激素會減少。
擴張！
兒茶酚胺激素
NO!
前列腺素
放鬆～♪
副交感神經變得較為活躍

運動讓人在放鬆的同時，血壓也跟著下降。

雖然運動能改善高血壓，但並不是人人都適用。如上節所述，運動時會動到肌肉，心臟必須更賣力將氧氣送往全身，因此造成血壓暫時上升。

依運動的種類不同，血壓可能會出現巨大變化。

能進行運動療法的只有收縮壓低於180mmHg，舒張壓低於110mmHg，沒有狹心症、心肌梗塞等心血管疾病的**輕度高血壓患者**。

若血壓超過上述範圍，要先以降壓藥進行治療，讓血壓降下來之後，再開始進行運動。開始運動前，也必須先徵詢醫生意見並接受檢查後，才能開始進行適合自己的運動。

除高血壓外還罹患其它疾病的患者以及高齡患者，一定要特別小心。尤其是＊**心血管疾病**、糖尿病、肝臟病與呼吸器官疾病的患者，關節或骨頭受過傷的人也要特別小心。

若有服用高血壓之外的藥物，就必須考慮到運動是否有影響以及藥物是否有副作用等問題，因此一定要確實跟醫生秉告。要慎選想做的運動，也一定要遵守醫生的指示。

就算是最適合自己的運動，還是會受到身體狀況或天氣的影響。如果覺得不舒服的話，就不要勉強馬上停下來。

用語解說　心血管疾病　出現在心臟的各種疾病。主要是指因流往心臟的血流不順、缺氧所引起的狹心症、心肌梗塞等「缺血性心臟病」。

運動前要先問過醫生！

運動療法並非人人適用！

進行運動療法的條件

收縮壓低於180mmHg　**舒張壓低於110mmHg**

※超過上述範圍，要先以降壓藥進行治療，再開始運動。

＋

醫生檢查

心血管疾病	狹心症、心律不整等	**呼吸器**	氣喘、慢性阻塞性肺病等
糖尿病	糖尿病及其併發症	**運動器官**	關節或骨頭受傷
肝臟病	嚴重的話，運動會出現不適	**其它**	正在服用的藥物、運動的種類

＝

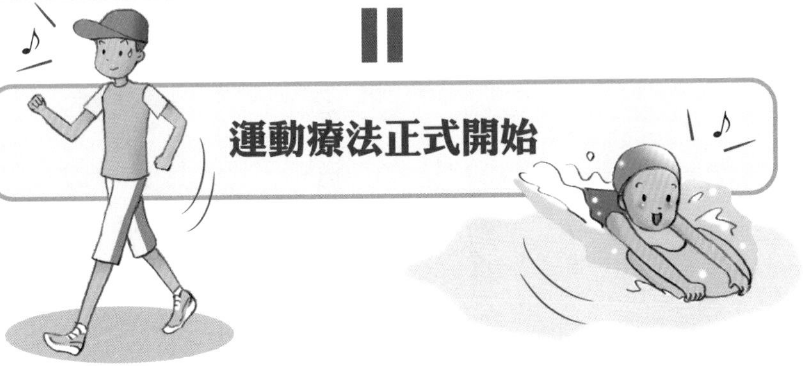

運動療法正式開始

這時候就要中止！

- 出現感冒、發燒、腹瀉、嘔吐、倦怠等症狀。
- 運動時出現心跳加速、喘不過氣、眼花、冒冷汗等症狀。

※視天氣、身體狀況而定，不要勉強。

進行檢查並徵詢醫生意見後，就可以展開運動療法。此時的重點就在於要從事何種運動。

運動種類五花八門。像短跑、舉重這類，肌肉瞬間用力的就稱為「無氧運動」。

而像游泳、慢跑這類，邊大口呼吸邊緩慢運動肌肉的就稱為「有氧運動」。

為了瞬間用力，進行無氧運動時，血壓會一口氣飆高。雖然只是暫時的，但卻很不適合拿來當成改善高血壓的運動療法。

最適合成為高血壓運動療法的是需花費較長時間，讓氧氣確實送到肌肉的有氧運動。有氧運動的好處就在於沒有門檻限制，對身體的負擔也比較小。

除了慢跑外，有氧運動還包括健走、自行車、馬拉松、輕鬆對打的網球或桌球等。

運動強度則是運動中感到「輕鬆~有點累」、稍微流汗的程度，運動量只有最大耗氧量的50%左右。

一次10分鐘，一天超過30分鐘，盡可能每天運動。

足球、排球等團體運動雖然也不錯，但常常得勉強自己去配合隊友，所以並不適合拿來當做高血壓的運動療法。

找到適合自己的運動

運動療法就從「做什麼運動？」開始！

START

選擇自己「喜歡」的運動

推薦的有氧運動

游泳、慢跑、有氧舞蹈、健走、自行車、馬拉松、輕鬆對打的網球與桌球等。

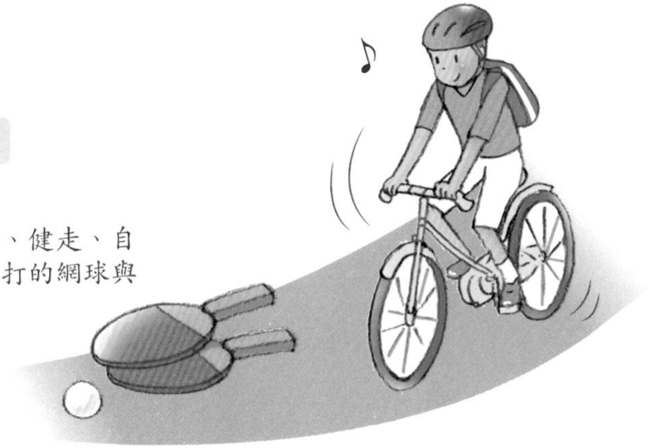

時間

1天30分鐘以上，盡可能每天。

強度

運動中感到「輕鬆～有點累」、稍微流汗的程度。

運動強度檢測

❶ 運動3～4分鐘後，測量脈搏15秒。

❷ 將❶的數值乘以4。

❸ 若在下表範圍內即可。

年齡	脈搏數／1分鐘
30多歲	120～125回
40多歲	115～120回
50多歲	105～115回
60多歲	100～110回

※有氧運動的強度若提高，也是會產生等同於無氧運動的危險性。適量就好，千萬別太拼。

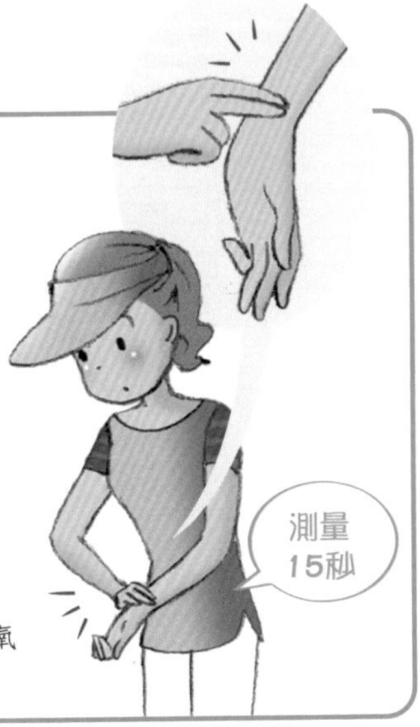

前面說過，最適合用來改善高血壓的運動就是有氧運動。但對某些人來說，每天30分鐘，可能是種負擔。

就算再輕鬆的運動，想每天持之以恆還是非常累人的。想游泳的話，就得去游泳池。想打網球的話，還得找人陪你。

每天從事五花八門的運動也很不錯，但我個人最推薦的還是健走。**健走**不需要任何道具與經驗，每個人都能輕鬆入門。不需要人陪，隨時隨地都能進行。最大的好處就是強度能視狀況自行調整，走起來毫無負擔。

一開始慢慢走，習慣之後就能加大步伐、加快速度、增加強度。

無論是通勤途中或外出購物，只要稍加留意，就能輕鬆達到健走的效果。即便一次只走10分鐘，但一天若有累積到30分鐘，就能獲得與一次健走30分鐘相同的效果。

健走時要注意姿勢是否正確、步伐盡量拉大、腳步要輕盈。手肘呈直角、大幅度前後甩動。

找人一起走時，能邊走邊聊就是最佳強度。不然，邊走邊欣賞沿途景色也不錯。

運動前後與當下都**別忘了隨時補充水分**。

健走小祕訣

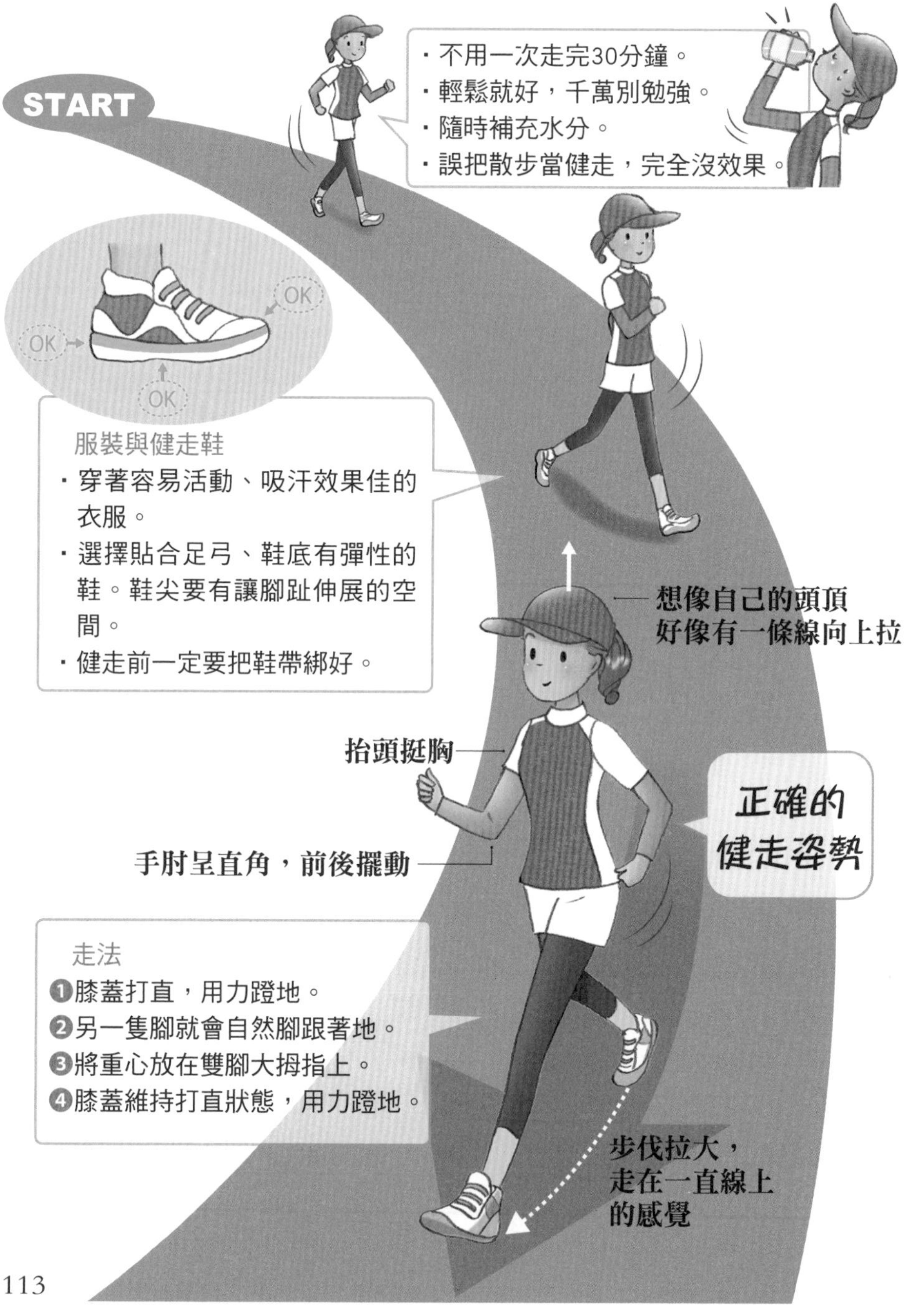
START
OK
OK
OK
想像自己的頭頂
好像有一條線向上拉
抬頭挺胸
手肘呈直角，前後擺動
正確的
健走姿勢
步伐拉大，
走在一直線上
的感覺

- 不用一次走完30分鐘。
- 輕鬆就好，千萬別勉強。
- 隨時補充水分。
- 誤把散步當健走，完全沒效果。

服裝與健走鞋

- 穿著容易活動、吸汗效果佳的衣服。
- 選擇貼合足弓、鞋底有彈性的鞋。鞋尖要有讓腳趾伸展的空間。
- 健走前一定要把鞋帶綁好。

走法

❶膝蓋打直，用力蹬地。
❷另一隻腳就會自然腳跟著地。
❸將重心放在雙腳大拇指上。
❹膝蓋維持打直狀態，用力蹬地。

想提高健走等有氧運動的效果，我推薦兩個方法。

第一是阻力運動。

阻力運動是重複進行能讓肌肉接收到阻力的動作，簡單來說就是重訓。藉由刺激肌肉的運動，不只能增加肌肉、提高運動效率，還能增強體力。

不過，就像之前提到的，進行負荷量太大的重訓時，會讓血壓瞬間飆高，對身體造成傷害。

我最推薦的就是利用自己體重的**深蹲運動**。

兩腳打開略寬於肩膀，雙手放在後腦勺後直接蹲下。蹲下時，保持正常呼吸。彎膝後大口吸氣，再慢慢吐氣恢復原本姿勢。一組10次，一天多做幾組。若覺得不適，也可扶著桌子等家具。

深蹲的好處就在於不用特別換衣服，隨時隨地、在室內也能都能進行。工作忙碌時，也能利用空檔來活動一下筋骨。

另一個則是**伸展運動**。

伸展運動就是運動前的暖身運動跟運動後的緩和運動。肌肉放鬆的話，就能避免受傷或恢復疲勞，更能改善血液循環。其訣竅就在於無需憋氣，並將肌肉延伸到最舒服的狀態。

讓有氧運動效果更好的運動

深蹲

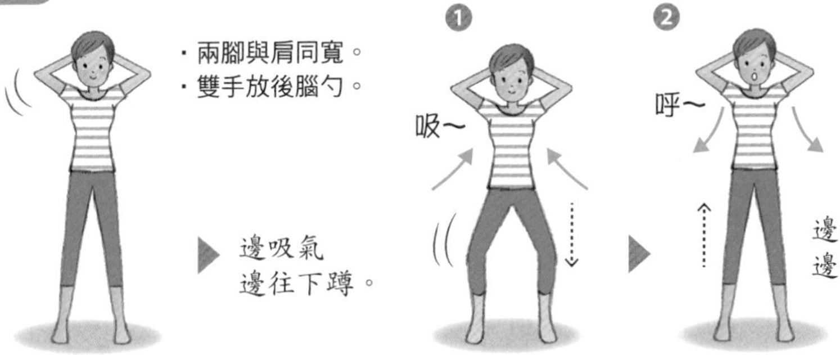

・兩腳與肩同寬。
・雙手放後腦勺。

邊吸氣
邊往下蹲。

邊吐氣
邊站起。

1組＝10次
※站不穩的話，可以著扶東西。

伸展

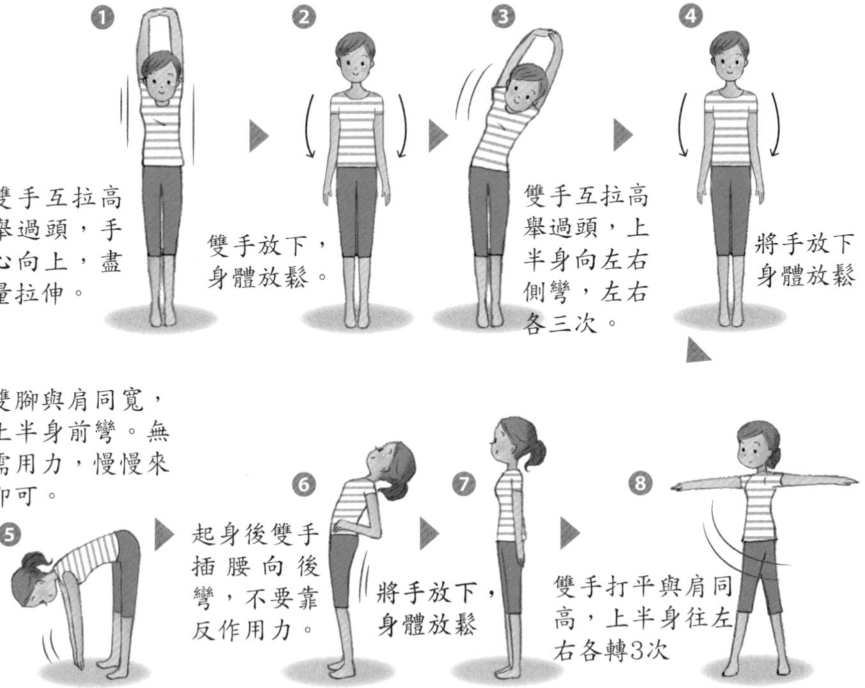

1. 雙手互拉高舉過頭，手心向上，盡量拉伸。
2. 雙手放下，身體放鬆。
3. 雙手互拉高舉過頭，上半身向左右側彎，左右各三次。
4. 將手放下，身體放鬆。
5. 雙腳與肩同寬，上半身前彎。無需用力，慢慢來即可。重複3次
6. 起身後雙手插腰向後彎，不要靠反作用力。
7. 將手放下，身體放鬆
8. 雙手打平與肩同高，上半身往左右各轉3次　左右各轉3次

日常活動所獲得的運動量？

前面介紹了許多能有效治療高血壓的運動，但其實各種日常生活活動也能達到運動效果。就算只是在家掃地、洗衣服，效果其實跟特地挪時間運動大同小異。

若想計算日常生活活動的運動量，則有「**運動強度（METs）**」與「＊**身體活動量（EX）**」這兩個方便計算的單位。

METs是將運動強度數字化，若坐著不動的狀態為1METs，某活動的消耗熱量則是此一狀態的多少倍。比方說，慢速健走是4METs，消耗的熱量就是坐著不動的4倍。

再乘以所花費的時間，就能得出身體活動量（EX）。

METs x **時間**＝EX。以健走30分鐘為例，4METs x 0.5＝2EX。

根據厚生勞働署健康局發行的「保持健康身體活動基準2013」，18～65歲的人要一週從事3METs以上的活動達到達到23EX。65歲以上則是不分強度，必須達到10METs。從打掃、除草等家事，上班族以徒步或自行車通勤，裝箱、搬運貨物、打掃等都可以視為「身體活動」。如果沒時間從事健走等運動的話，可以增加日常生活活動的次數，藉此補足運動量。

若想解決與高血壓息息相關的肥胖問題，可以先計算自己需增加多少消耗熱量，並藉由增加生活活動來補足，有計畫地消耗多餘熱量。

用語解說　身體活動量（EX）　身體活動量（EX）是以運動強度（METs）乘上活動的時間就得出身體活動量。

METs換算表

主要日常生活活動的METs換算表

（已包含身體活動量的目標值）

METs	活動內容	1EX所需時間
3.0	一般步行（平地67m／分、帶幼童、小狗去買東西）、屋內掃除、木工、捆包、卸下車上貨物。	20分
3.5	使用拖把或吸塵器、較輕物品的搬運、下樓梯、園藝	17分
4.0	快走（平地95～100m／分）、通勤（自行車、快走）、騎自行車（時速不超過16km）、爬樓梯（緩慢）、跟小孩玩、照顧寵物（走、跑：中度）、照顧高齡或身心障礙者。	15分
4.5	耕作、修剪樹木。	13分

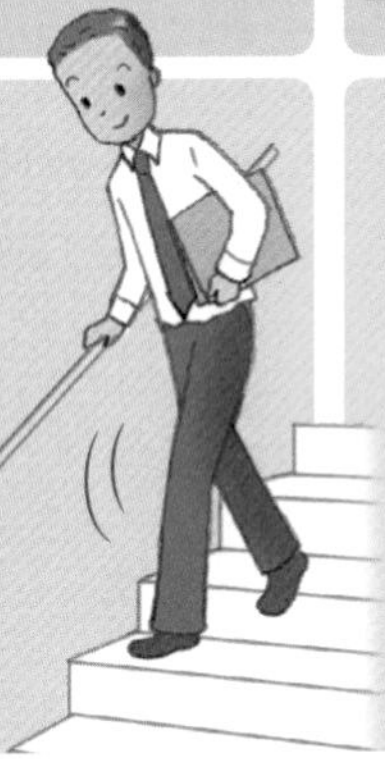

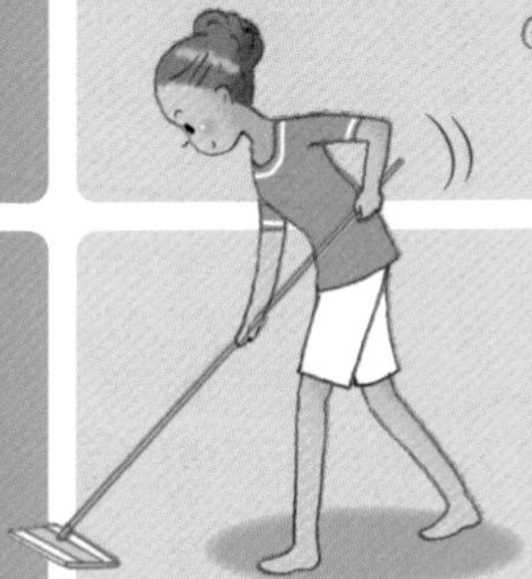

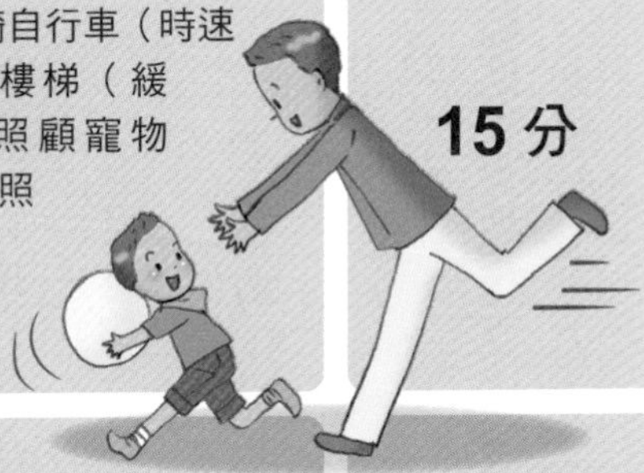

以「＋10」來增加運動量吧！

上一節已說明可將是日常生活活動當成運動量。那麼，實際上該如何活動呢？18～65歲的標準是要一週從事3METs以上的活動達到23EX的標準，換算成普通步行就是60分鐘。65歲以上是不分強度的10METs，就是一天要活動40分鐘。

就從自己平常的生活活動＋10分開始吧！

多10分鐘就不會有「要加油」或「要特別抽空」般，有種增加負擔的感覺。

10分鐘用步行來換算的就是大約就是1000步左右。

上節也有提到若想改善高血壓，可以用積沙成塔的方式來運動。就算只有10分鐘，但累積下來的消耗熱量也是很可觀的。

一般來說，＋10只要持續一年，就能瘦1.5～2kg。

最方便又最輕鬆的加10分鐘，就是上、下班時，在前一站下車走路回家。參考113頁的走法，就可以將其視為一種健走。一般走路是3METs，慢速健走的話，也有4METs。

去附近買東西時用走的，以樓梯取代電梯或手扶梯也是不錯的方法。

或者在公司影印時自己去拿，選擇遠一點的廁所、三樓以內的範圍就走樓梯等，也是不錯的方法，盡可能發揮創意來享受「＋10」的樂趣吧。

+10分鐘，來活動身體！

發揮創意找出日常生活的「＋10」活動吧！♪

+10 前一站下車走路到目的地

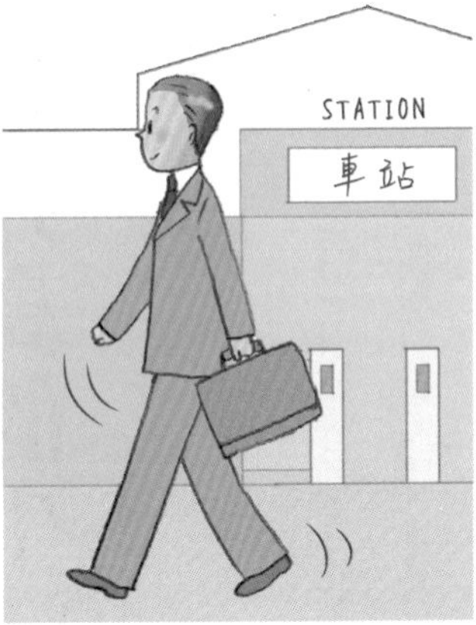

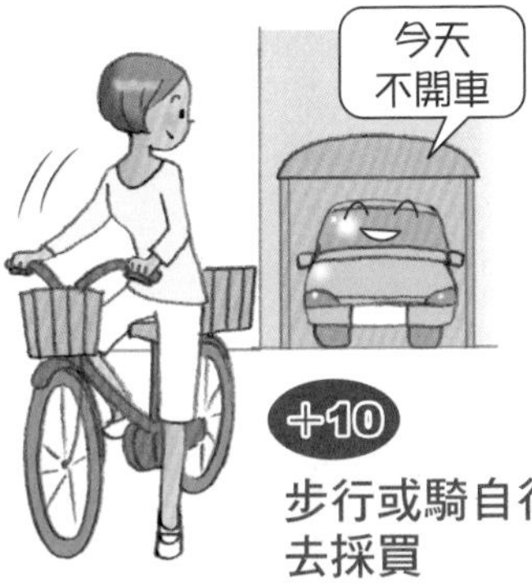

+10 步行或騎自行車去採買

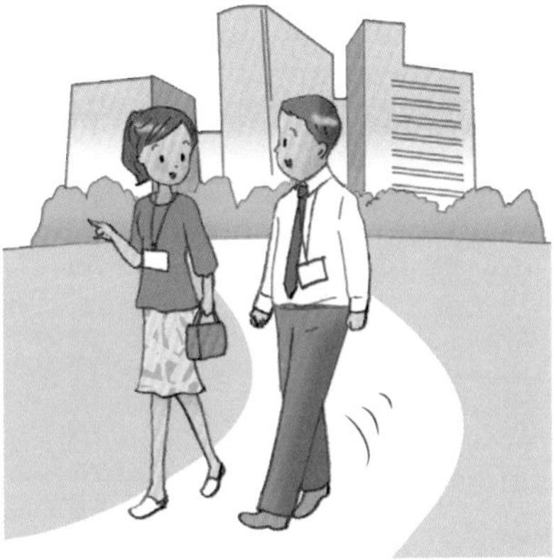

+10 午休時間去散步

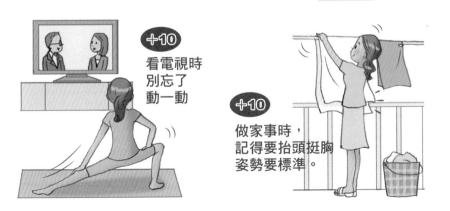

+10 看電視時別忘了動一動

+10 做家事時，記得要抬頭挺胸姿勢要標準。

不讓血壓升高的生活習慣

作息正常的規律生活

只要稍微改變一下生活習慣或行動，血壓就會大大不同。

壓力是造成血壓升高的最直接原因，希望大家都能過著沒有壓力的生活。

快遲到或快趕不上車的壓力，都會造成血壓上升。

因此，最重要的就是要**藉由不急不徐的規律生活**，**盡量避免讓自己覺得有壓力**。

規律生活也跟早晨的血壓有關。早上起床後到正式清醒活動的這段期間，為了將血液送往全身，剛起床時偏低的血壓會稍微升高。

但若此時被時間追著跑或發現好像忘了什麼東西的壓力，反而會讓血壓飆升。

早點起床在放鬆的情況下準備好出門。另外，如果不吃早餐的話，會打亂一天的身體節奏，所以一定要**記得吃早餐**。為了維持「白天活動時血壓會稍微上升，到晚上就會慢慢下降，就寢時是最低」的一日血壓變化，不讓生理時鐘錯亂也是非常重要的。

因此，盡量讓自己晚上**睡飽**，醒來時就**曬曬太陽**吧。

度過規律且安穩的一天

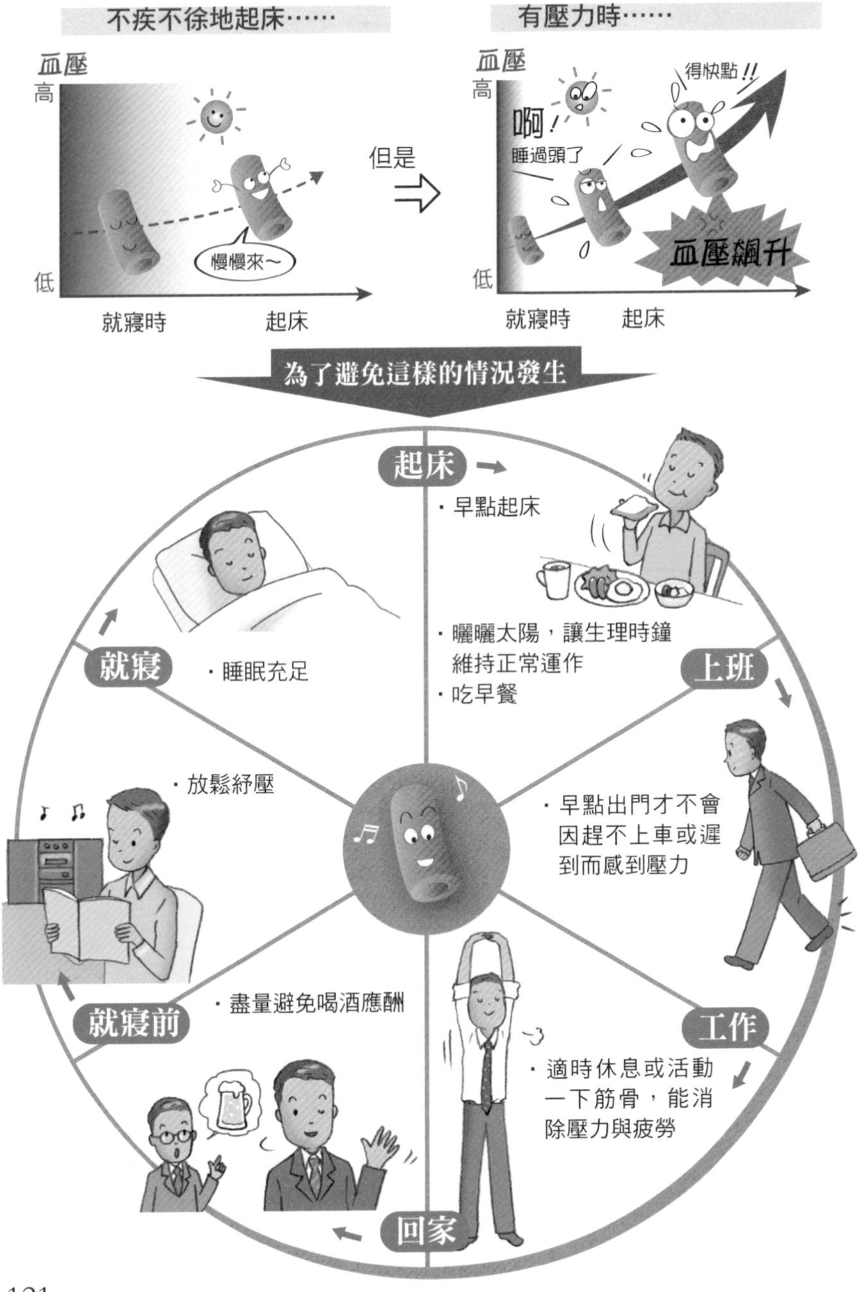
不疾不徐地起床……
血壓
高
低
慢慢來~
就寢時
起床
但是
有壓力時……
血壓
高
低
啊!
睡過頭了
得快點!!
血壓飆升
就寢時
起床
為了避免這樣的情況發生
起床
・早點起床
・曬曬太陽，讓生理時鐘維持正常運作
・吃早餐
上班
・早點出門才不會因趕不上車或遲到而感到壓力
工作
・適時休息或活動一下筋骨，能消除壓力與疲勞
回家
就寢前
・盡量避免喝酒應酬
・放鬆紓壓
就寢
・睡眠充足

抽菸有害健康！

百害而無一利的香菸，對高血壓也是一點好處都沒有。

一根菸會讓血壓升高超過15分鐘。香菸裡的尼古丁會刺激交感神經，造成血壓上升。肺部吸入香菸產生的一氧化碳，會與＊血紅素結合。這會造成原本應該要與血紅素結合的氧氣濃度變低，血紅素就無法和氧氣結合，這麼一來會造成血液中的氧氣不足，導致心臟就必須輸送大量血液來補足，結果造成血壓升高。

香菸還會增加罹患動脈硬化與心肌梗塞等的風險。除了高血壓外，香菸更可能會引發肺癌、喉癌、胃潰瘍等疾病。沒有比香菸更加對人體有害的物質了。

更糟糕的是香菸的傷害不僅限於吸菸的本人。還會讓不吸菸的家人或朋友身陷二手菸危機。如果想減輕傷害，改抽淡菸或少抽幾根是不夠的，而是必須徹底戒菸。

香菸具有高度依存性，因此剛戒菸時會覺得焦躁不安或壓力很大。

不過，若明白這正是香菸壞處的話，就**努力戒菸**吧。**刷牙、嚼口香糖、含冰水都是轉移注意力的好方法**。

現在也有許多不錯的輔助藥物，可以找醫生諮詢。

用語解說　血紅素　紅血球所含的紅色色素蛋白質。因含鐵所以容易與氧氣結合，負責搬運氧氣與二氧化碳。

香菸造成血壓升高的原因

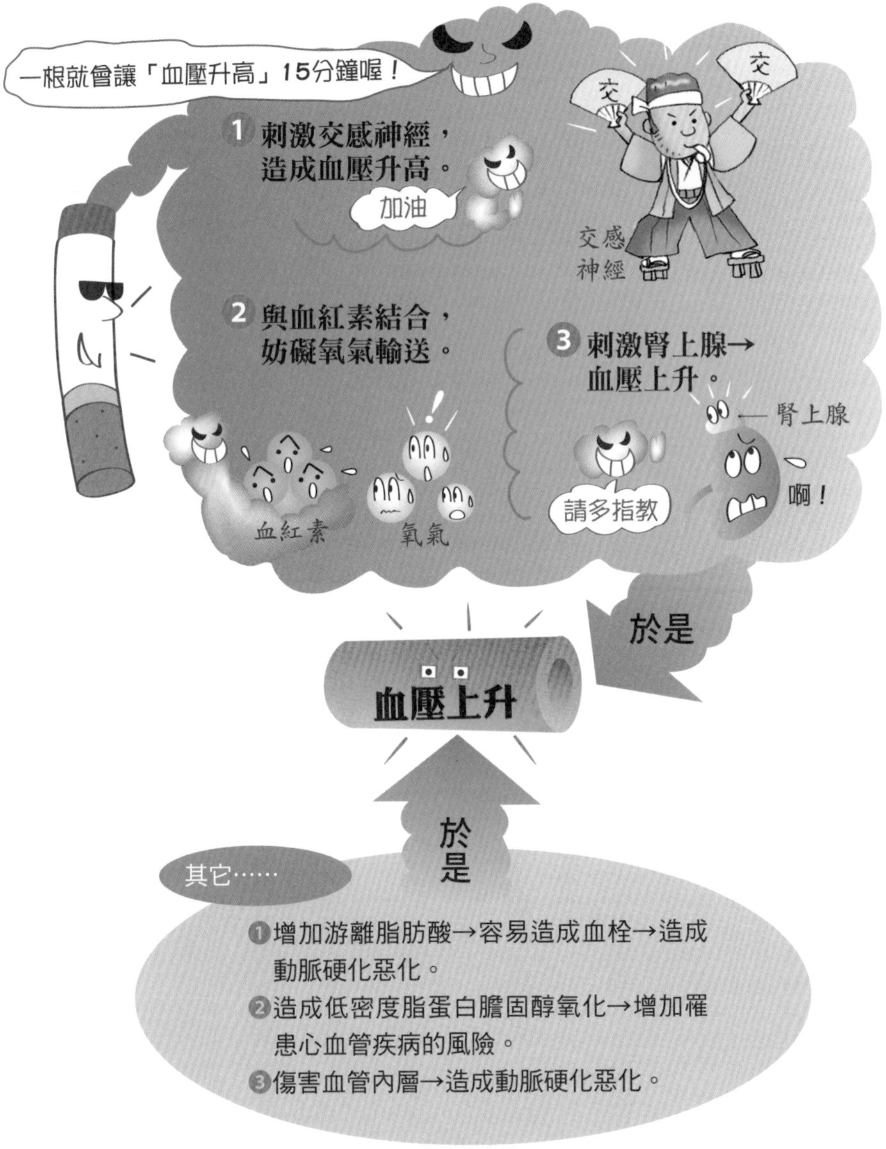
一根就會讓「血壓升高」15分鐘喔！
1 刺激交感神經，造成血壓升高。
加油
交
交
交感神經
2 與血紅素結合，妨礙氧氣輸送。
血紅素
氧氣
3 刺激腎上腺→血壓上升。
腎上腺
請多指教
啊！
於是
血壓上升
於是
其它……
❶增加游離脂肪酸→容易造成血栓→造成動脈硬化惡化。
❷造成低密度脂蛋白膽固醇氧化→增加罹患心血管疾病的風險。
❸傷害血管內層→造成動脈硬化惡化。

除此之外，香菸還會造成其它各種傷害。

要特別留意冬季的血壓上升！

高血壓患者在日常生活中要注意的還有冬季溫差。

因為**溫度的急速變化會導致血壓上升**。

冬天戶外溫度低，跟室內一定會產生溫差。戶外溫度越低，就越容易將室內的暖氣溫度調高。如此一來，就會造成內外溫差過大。就算在室內也會有溫差問題。

一般家庭的衛浴幾乎都沒有暖氣，所以會與客廳產生溫差。

沒有暖氣的話，離開客廳時一定要穿上外套跟拖鞋。

用冷水洗東西或洗臉時是很危險的，盡可能用溫水吧。

外出時，除了外套、風衣外，也可以戴帽子或圍圍巾，避免皮膚接觸到冷空氣。

不想一起床就接觸到棉被外的冷空氣，可以設定暖氣自動開啟的時間。

夏天的溫差變化雖然沒有冬天大，但還是得小心。因為從炙熱的戶外進到開了冷氣的涼爽室內時，血壓也會上升。

冷氣溫度調高一點或穿件薄外套，都是不錯的方法。

注意急速的溫度變化！

花點心思因應不同的季節與環境，改善溫差問題！

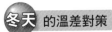

冬天 的溫差對策

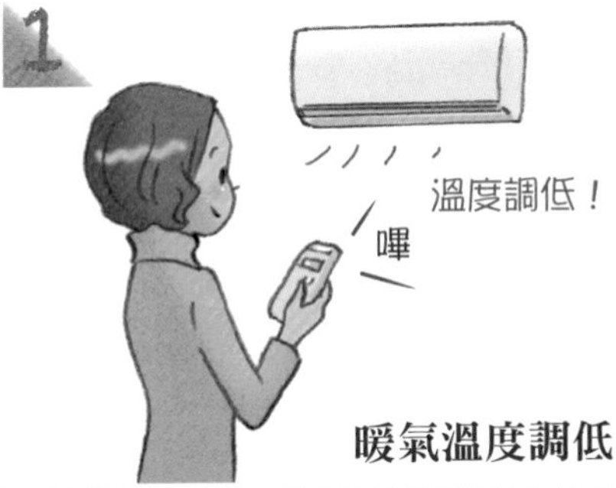
1
溫度調低！
嗶

暖氣溫度調低

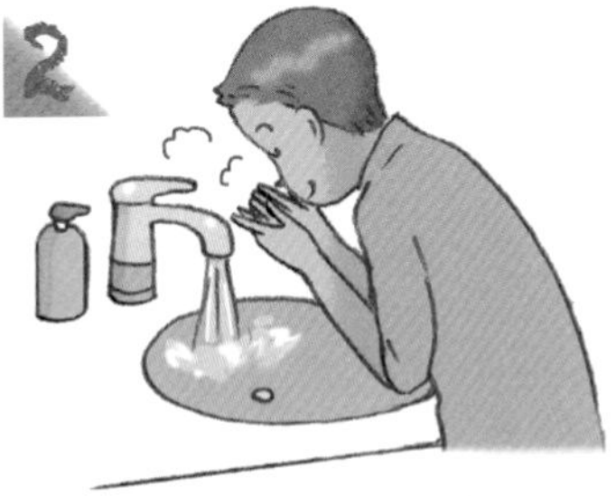

洗臉等會碰到水時用溫水

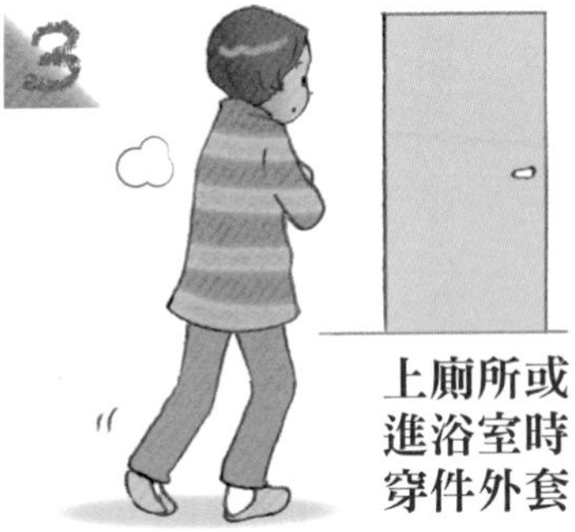

上廁所或
進浴室時
穿件外套

4 為了不讓肌膚碰觸到冷空氣，
外出時戴帽子或圍圍巾。
（外出時採洋蔥式穿法）

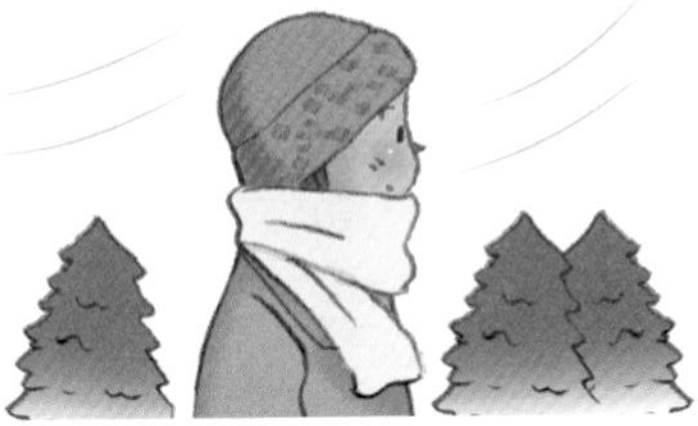

夏天 的溫差對策

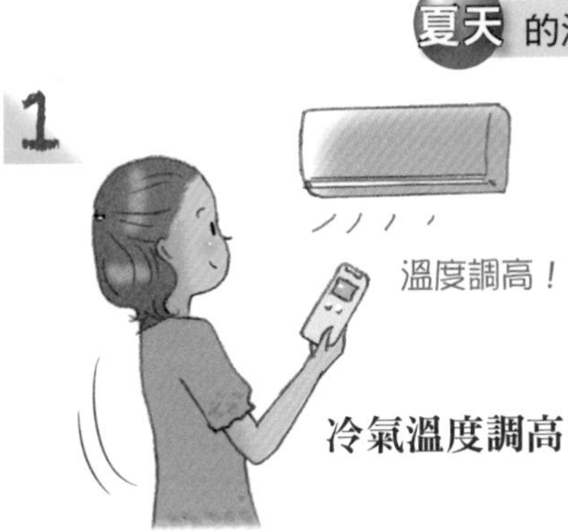
1
溫度調高！

冷氣溫度調高

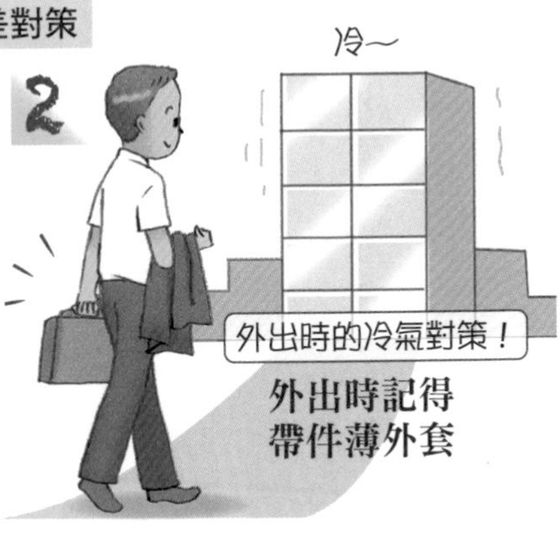
2
冷～
外出時的冷氣對策！

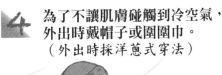

外出時記得
帶件薄外套

壓力是造成血壓上升的重要原因之一。

第2章裡也提過，若是因工作壓力導致的血壓上升，就是造成在醫療院所測量時一切正常的「假性高血壓」。

覺得有壓力時，大腦*下視丘或下垂體會分泌荷爾蒙。這些荷爾蒙會造成心跳數增加、血管收縮、血壓上升。

想改善高血壓，消除壓力是重要的關鍵。但對現代人來說，這可說是不可能的任務。尤其是工作壓力的影響是長期的，更容易造成身體的負擔。

不過，就算處於相同條件下，有些人可能覺得壓力很大，但有些人可能一點感覺都沒有。認為自己是「容易覺得壓力很大」的人，可以重新檢視自己看事情的角度與工作方式，試著用較輕鬆的心情去面對一切。

工作時也要記得適時休息、深呼吸、活動筋骨，盡可能讓自己放鬆。

根據統計，從假日轉換為工作模式的星期一，因腦中風送醫的人有增加的趨勢。害怕自己因此倒下的話，星期天記得充分休息，星期一則不要一大早就安排重要工作，避免讓血壓突然飆升。

用語解說

下視丘　位於大腦視丘下方的小器官。在人毫無自覺的情況下調節體溫、內臟運作、血壓與血糖值，是維持生命不可或缺的自律神經中樞。

不讓壓力造成血壓上升的方法

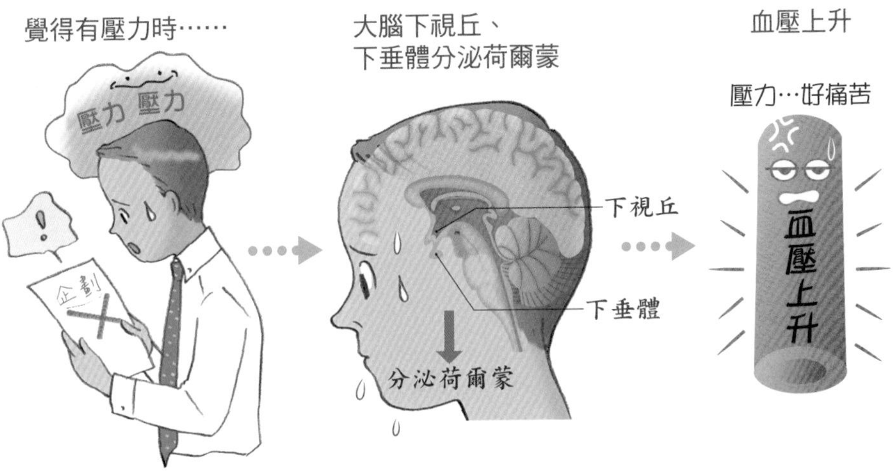

職場紓壓 8 秘訣

1. 到廁所深呼吸。
2. 午休時活絡一下筋骨。
3. 不要把工作目標看得太重。
4. 別靠賭博來紓壓。
5. 別靠抽菸來紓壓。
6. 別靠超鹹飲食來紓壓。
7. 別操心別人的工作。
8. 事情發展不如預期時，先休息一下。

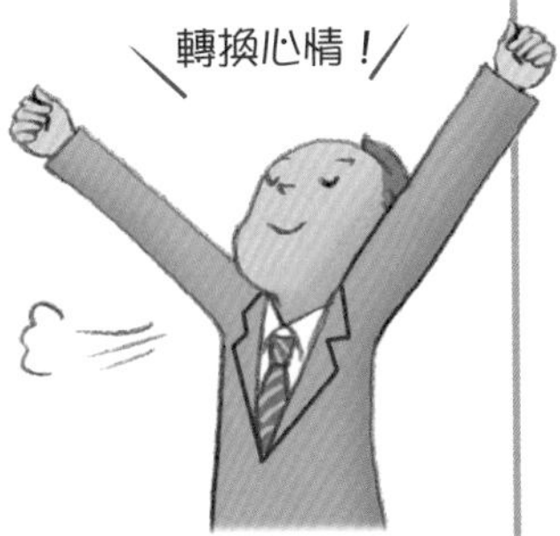

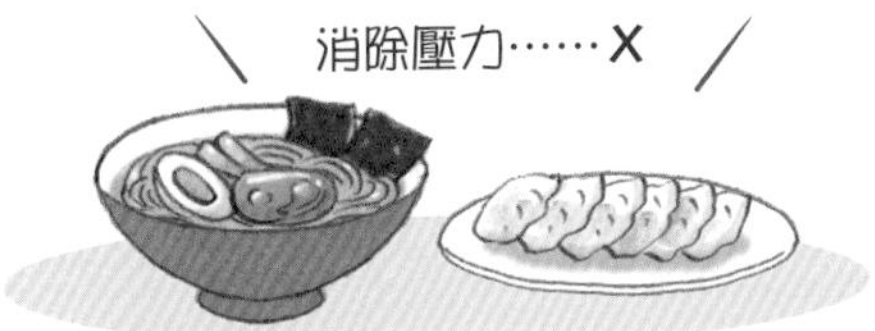

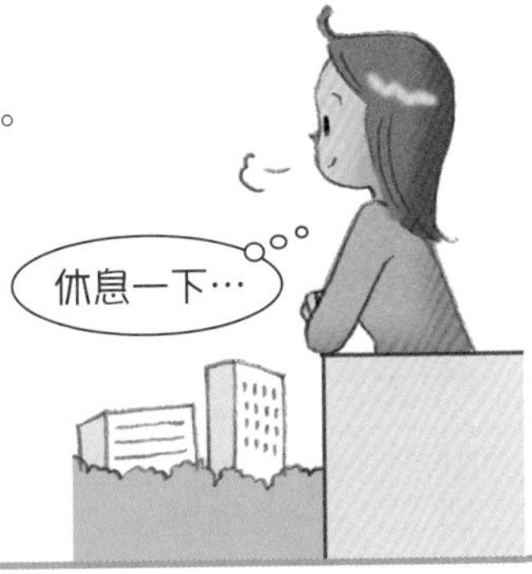

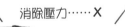

安定血壓泡澡法

泡澡能放鬆身心、促進血液循環，可以說是日本人不可或缺的生活習慣，但高血壓患者還是得小心。泡澡時引發腦中風或心肌梗塞的案例也不在少數。不過，這並不是因為泡澡對身體不好，而是泡澡的方式不對。

首先，**千萬別一吃飽就去泡澡**。剛吃飽時，血液會集中到消化器官，大腦、心臟的血液因此減少。這時候泡澡會造成血壓過低讓人頭昏眼花，甚至暈倒。

浴室的溫度也要注意。浴室或脫衣間盡量保持溫暖。尤其是冬天的時候，常會發生與客廳溫差過大的情況。可以試著開暖氣，沒有暖氣的話，可以利用浴缸熱水的蒸氣提高溫度。

記得**水溫也別調太高**。

雖然日本人喜歡泡熱一點，但熱水對身體的刺激比較大，容易造成血壓飆升。

也有人喜歡泡到肩膀高度，但這會讓身體承受較大水壓，也會造成血壓上升。

剛泡時瞬間上升的血壓，會因為身體長時間泡在熱水裡造成血管擴張而下降。像這樣血壓忽高忽低，也是很危險的。這些變化多半出現在離開浴室或剛泡進浴缸時，所以才會有人說泡澡會對身體的負擔很大。

為了縮小血壓的變化幅度，可以將水溫設定在刺激較少的38～40℃左右。為了不讓水壓造成身體負擔，**泡到胸部以下即可**。

讓身心都放鬆的泡澡良方

泡澡良方

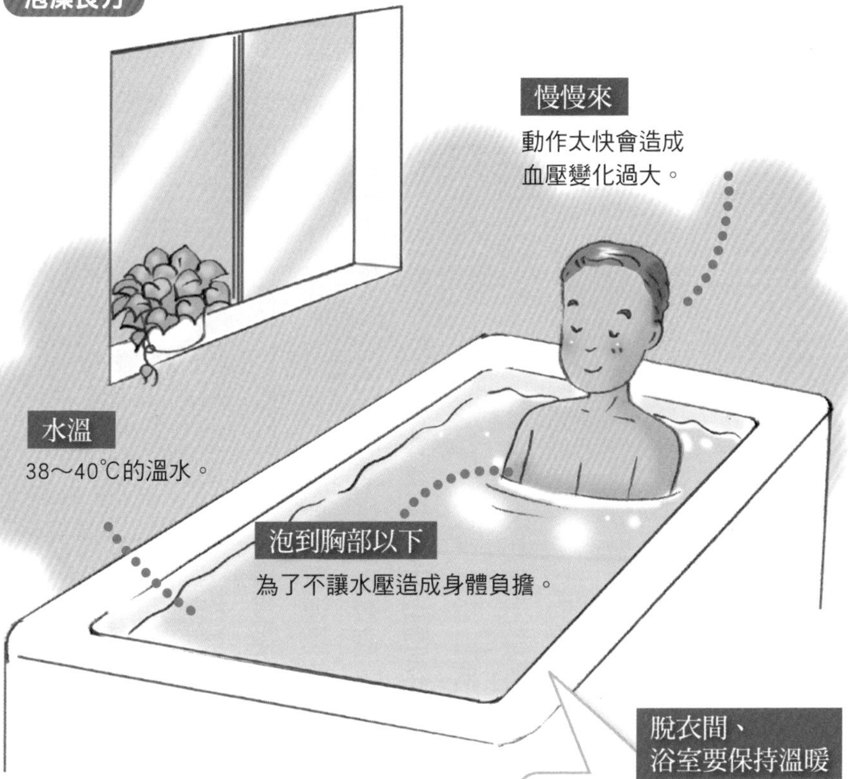
慢慢來
動作太快會造成
血壓變化過大。
水溫
38～40℃的溫水。
泡到胸部以下
為了不讓水壓造成身體負擔。

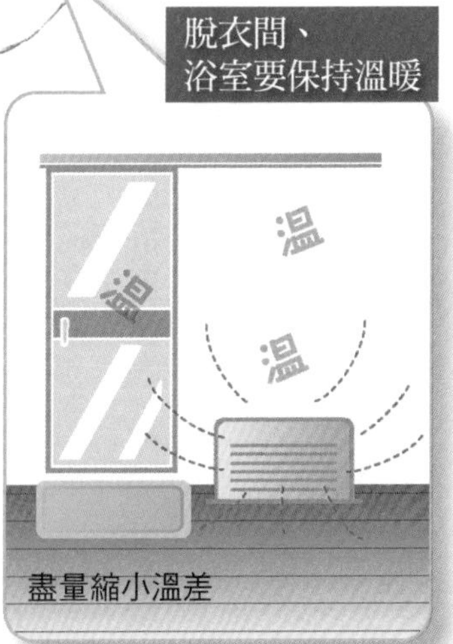
脫衣間、
浴室要保持溫暖
溫
溫
溫
盡量縮小溫差

泡澡時機

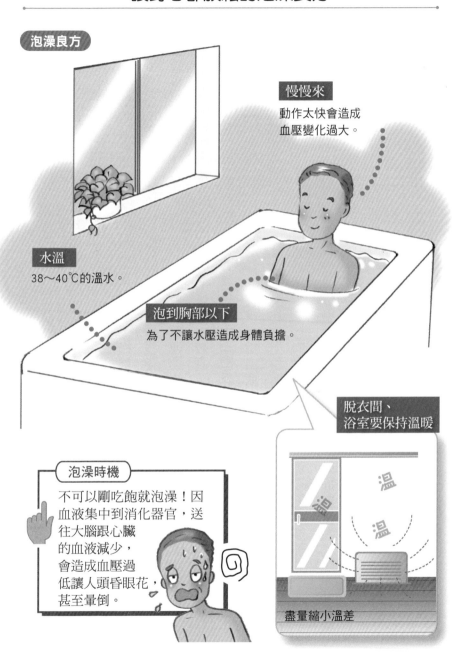

不可以剛吃飽就泡澡！因血液集中到消化器官，送往大腦跟心臟的血液減少，會造成血壓過低讓人頭昏眼花，甚至暈倒。

其它注意事項

高血壓患者在生活上還有很多需要注意的事情。

首先要注意的就是起床的時候。睡覺時因身體平躺保持平靜，血壓也較為穩定。但睡醒時突然起身，會讓血壓瞬間上升。特別是冬天早上，棉被裡跟房間溫差過大，對血壓的刺激會更大。建議大家可以**先在棉被裡稍微活動一下筋骨後再慢慢起身**。

排便時也要注意。肚子瞬間用力時會出現無氧運動的狀態。尤其是蹲式馬桶的負擔更大，嚴重的話可能會導致腦中風。清晨或夜晚的風險也較高。與其硬擠，不如花點時間也要自然排便。容易便祕的人就算沒有便意，也要**養成每天早上固定時間如廁的習慣**，讓身體記住這規律。

也有很多人對性生活感到不安與猶豫。有研究指出進行性行為時，就連健康成年男性的血壓也會升高，所以一定要特別小心。不過，跟其它生活活動相比，其實也沒有特別誇張，所以也不需要過度擔心。在伴侶的協助下，只要注意不要太過激烈就好。

要留意的是，因與固定伴侶外的其他人從事性行為等，因而處於極度興奮的狀態。高血壓所引起的性猝死，多半都是發生在與非固定伴侶從事性行為的時候。

其它注意事項

應注意的高血壓對策，主要有以下三項。

起床時

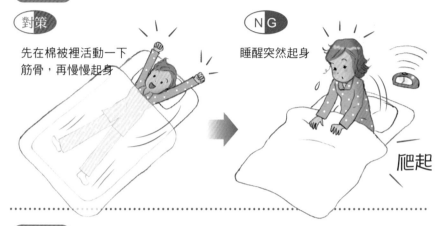

對策

先在棉被裡活動一下筋骨，再慢慢起身

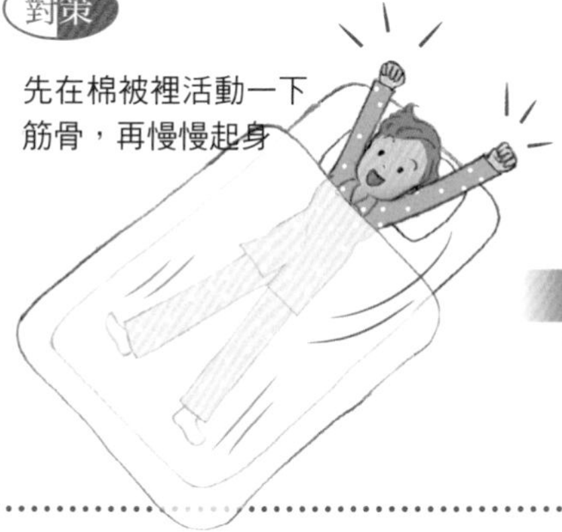

NG

睡醒突然起身

排便時

對策

養成每天早上於固定時間如廁的習慣，一定要自然排便

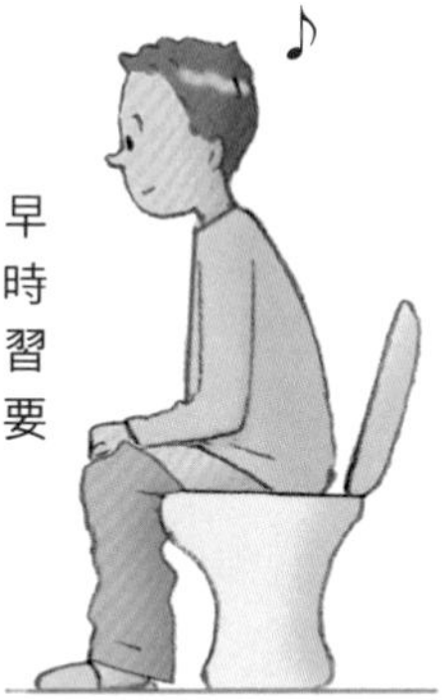

NG

勉強硬擠

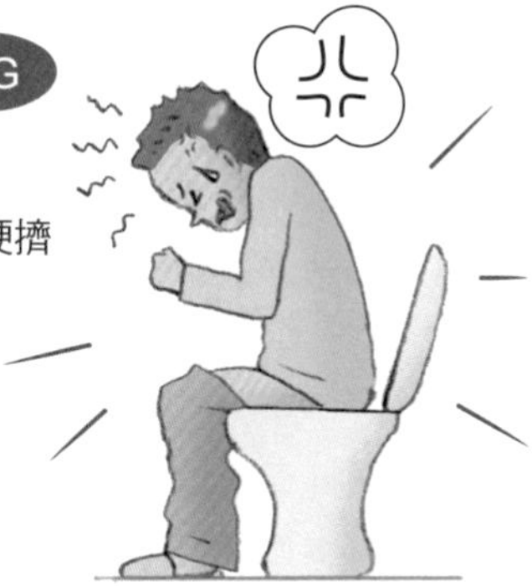

性生活

對策

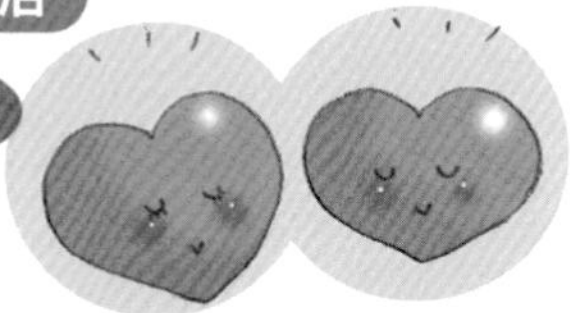

享受安全安穩的性行為

NG

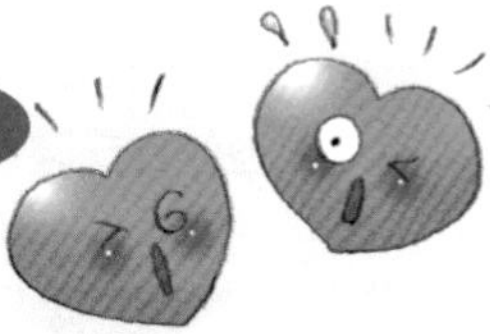

需注意因與非固定伴侶的人從事性行為而過度興奮

專欄

來本血壓記錄手冊吧！

特別要推薦給高血壓患者或血壓值偏高的人使用的就是血壓手冊。正如 26 頁說過的，治療高血壓時最重要的就是在家測得的血壓數據。

血壓記錄手冊包含每天在家或其它地方所測得的「**血壓記錄**」以及根據此數值所製成的「**血壓變化圖**」，紀錄期間從一個月、三個月到半年都有。

使用方法非常簡單，只要每天測量後，記下數值並填表即可。血壓記錄都有備註欄，可寫下哪天有喝酒，哪天因工作覺得壓力很大等。除了負面情緒外，感到興奮或沉迷在某件事物時也都會對血壓造成影響，這些都要詳實記錄。尤其是忘記吃藥的時候，一定要寫下來。

就診時也要記得帶著血壓記錄手冊。手冊裡的記錄能讓醫生知道這位患者的血壓何時容易上升，是醫生研判藥物的效用與副作用的重要情報來源。

除了跟醫院或藥局索取外，也可上網下載血壓手冊的 PDF 檔自行製作。

有些血壓計能自動將資料製成圖表，並將數值傳送到電腦或手機，與身體狀況等資料統一管理，輕鬆就能製作出一本專屬的血壓手冊。

電腦軟體或手機 APP 裡也有可以輸入一般血壓計所測出的數值。

依自己的生活習慣，選擇最便利的方式來記錄。**重要的是要選擇最能持之以恆的方式喔**。

第5章

降壓藥治療

若高血壓無法藉由改變日常生活習慣、食療、運動療法來改善的話，就必須進行藥物治療。本章將介紹治療高血壓時會使用的藥物。

何謂降壓藥治療

何種情況需要藥物治療？

前四章說明了許多改善高血壓的降壓方法。但如果都無效的話，就必須使用降壓藥。

選擇降壓藥治療的時機因人而異。治療高血壓的同時，也要將重點放在如何預防腦出血、腦梗塞與心肌梗塞等疾病。因無視居高不下的血壓所引發的這些疾病都可能危及性命。

因此，使用降壓藥治療的時機，就取決於引發這些疾病的風險高不高。**重度高血壓患者**、擁有1～2個高血脂症、肥胖、抽菸等危險因子的中度患者，以及**併發糖尿病的輕度患者**都屬於高危險群，需進行降壓藥治療（請參考65頁）。不具備危險因子的中度患者以及具有1～2個危險因子的輕度患者，都屬於中度風險，可以先嘗試改變生活習慣一個月左右，若無效的話即可進入降壓藥治療。沒有其它危險因子、內臟損害、心血管疾病的輕度患者則可定位為低風險群，可先進行三個月的生活習慣改善，如果沒有任何變化的話即可啟用降壓藥治療。

其實有很多患者都抱持「開始吃藥就不能停了」、「副作用很可怕」的念頭而想逃避藥物治療。但若不接受適當治療，高血壓持續惡化，只會換來必須服用藥效更強藥物的後果。早期治療也能減少經濟上的負擔，徵詢過主治醫生的意見後，務必要遵守醫囑。

哪些人需要降壓藥治療？

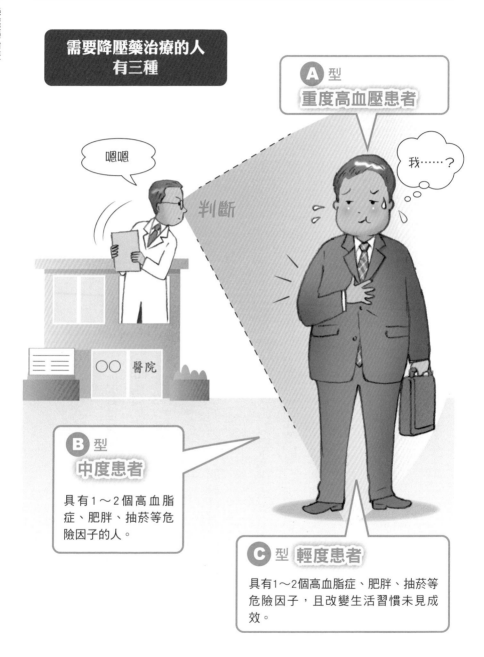

需要降壓藥治療的人有三種

A型 重度高血壓患者

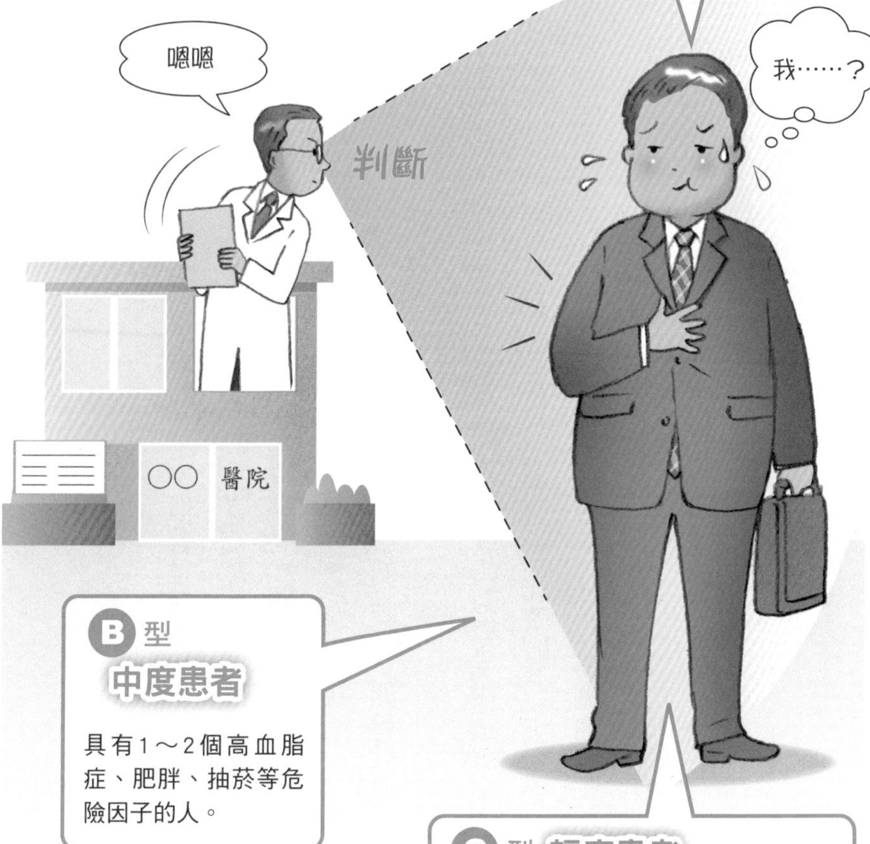

B型 中度患者

具有1～2個高血脂症、肥胖、抽菸等危險因子的人。

C型 輕度患者

具有1～2個高血脂症、肥胖、抽菸等危險因子，且改變生活習慣未見成效。

依病況與降壓目標來選擇藥物

降壓藥是根據高血壓的程度以及是否有其它疾病來做選擇。

降壓藥治療的目標是要將血壓降到140／90mmHg以下。但若是糖尿病、慢性腎臟病患者出現*蛋白尿這類心血管疾病的高風險群，就必須降到130／80mmHg以下。

超過75歲的後期高齡者得先降到150／90mmHg以下，再以140／90mmHg以下為目標。

降壓藥基本上一天服用一次即可，成分則是要從低用量的藥物裡挑選。

開始治療時的血壓與目標值之間，若差距超過20／10mmHg的話，一開始就必須以複數藥物進行治療。

若有糖尿病、腎臟病等併發症，必須考量治療藥物會造成的影響或無法服用的藥物，因此即使血壓相同，藥物的選擇也會有所不同。服用一段時間後未見成效的話，則可選擇其它藥物。

要特別注意的是即使因服用藥物讓血壓恢復正常，但這並不等於「高血壓都治好了」。血壓下降只是因為藥物發揮作用，還是必須持續服藥與看診。

此外，展開降壓藥治療之外，並不表示就可以停止運動療法及食療等改善方法。**如果不想讓自己的藥越吃越多的話，就必須維持正確的生活習慣。**

用語解說

蛋白尿　尿液裡的蛋白質含量高於標準值。一般來說，製造尿液時，蛋白質是無法從腎臟的腎絲球裡被過濾出來，因此尿裡幾乎看不到蛋白質。

藥物的選擇方式

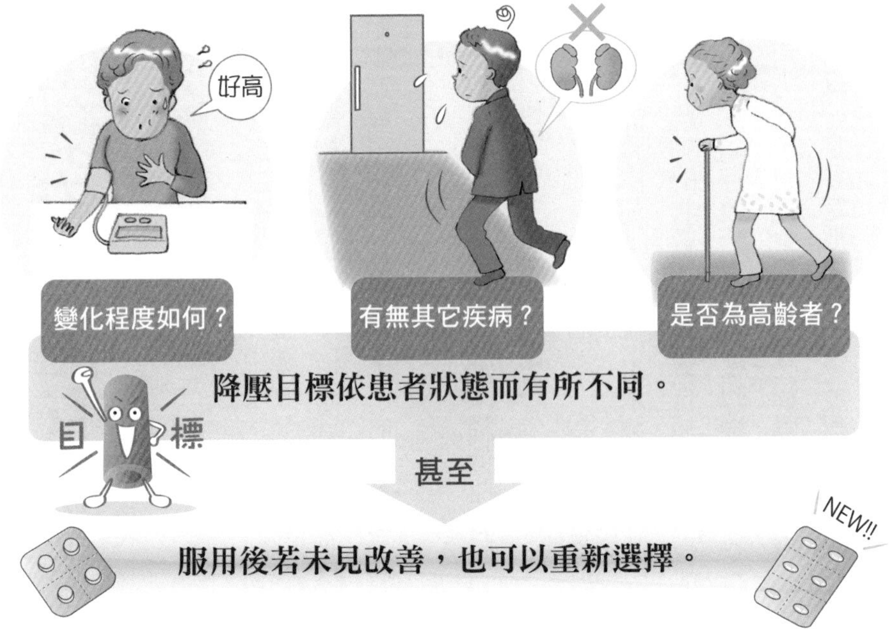
好高
變化程度如何？
有無其它疾病？
是否為高齡者？
降壓目標依患者狀態而有所不同。
目標
甚至
服用後若未見改善，也可以重新選擇。
NEW!!

注意

「血壓恢復正常」並不等於「高血壓治好了」！

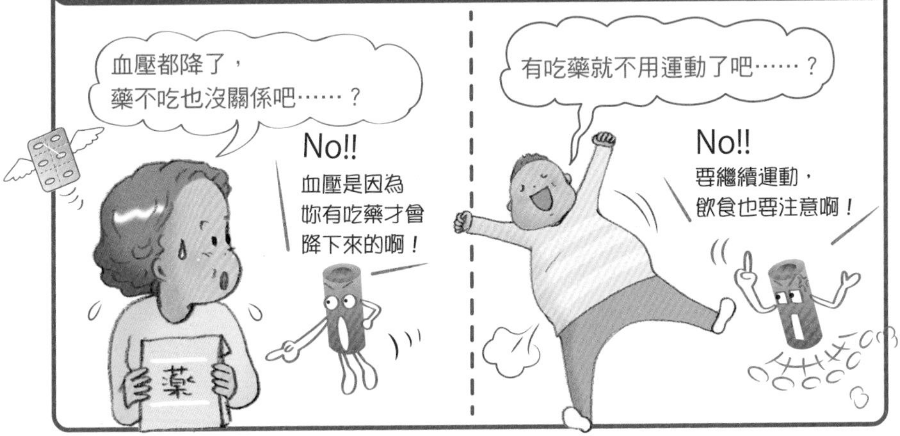
血壓都降了，
藥不吃也沒關係吧……？
No!!
血壓是因為
妳有吃藥才會
降下來的啊！
藥
有吃藥就不用運動了吧……？
No!!
要繼續運動，
飲食也要注意啊！

降壓藥依功能有所不同

降壓藥大致分兩種

高血壓治療的降壓藥種類繁多，但依其功能大致可分兩種。

第一種藥物是藉由擴張末梢血管來降低血壓。

第1章裡已經詳細解說過了，血壓升高的原因之一是因為血管變硬、血流不順、造成「血管阻力」上升。

第一種藥物能擴張末梢血管來降低血管阻力，藉此降低血壓。這類藥物包括「鈣離子阻斷劑」、「＊血管張力素受體阻斷劑（ARB）」、「ACE阻斷劑」、「α阻斷劑」。

第二種藥物則是降低心臟送出的血液量避免血壓上升，包括「利尿劑」與「β阻斷劑」。利尿劑能藉由促進鈉的排出來減少血液量（心輸出量）。β阻斷劑則能刺激交感神經，降低心臟幫浦跳動的次數。醫生會根據前面所說的患者症狀，從這些藥物裡挑選一種或複數搭配後進行治療。能有效治療高血壓的藥物並非一般市售成藥，一定要有醫生的診斷與處方箋。錯誤的服用方式，可能會導致血壓驟降而失去意識。**高血壓藥物因必須長期服用，可能會產生副作用。所以一定要定期就醫，遵守醫生指示。**

用語解說 血管張力素受體阻斷劑（ARB） Angiotensin II receptor blockers 的英文縮寫。Angiotensin I 在血管張力素轉換酶（angiotensin converting enzyme；ACE）的催化下所反應形成的一種強力血管收縮素。

降壓藥如何降血壓？

❶ 以藥物擴張末稍血管

「鈣離子阻斷劑」、「ARB」、「ACE阻斷劑」、「α阻斷劑」

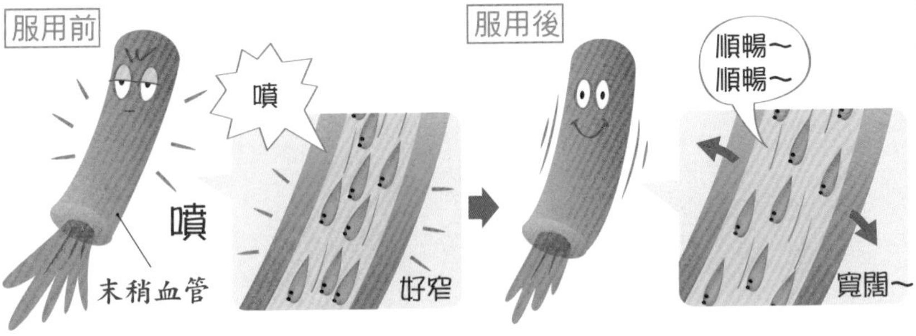
服用前
噴
噴
末稍血管
好窄
服用後
順暢～
順暢～
寬闊～

來自心臟的血液量過多
➡**血壓上升**

以藥物擴張末稍血管➡血流順暢
➡**血壓下降**

❷ 以藥物減少心臟送出的血液量

●利尿劑●

鈉
藉由尿液
排出
利
Na
Na
Na
Na

排出鈉➡減少血液中的水分
➡降低血液量（心輸出量）
➡**血壓下降**

●β阻斷劑●

OK!!
不要
太興奮！
交
交
嗶
嗶
嗶
β
ピッ
交感
神經

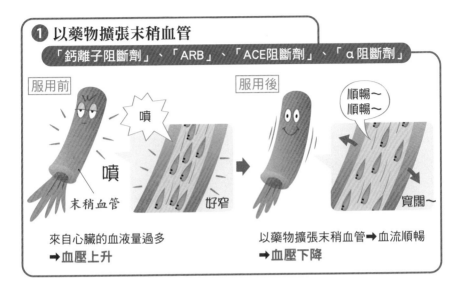

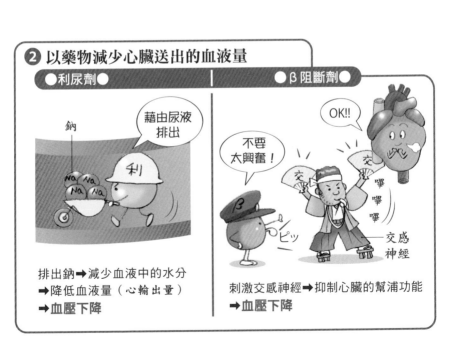

刺激交感神經➡抑制心臟的幫浦功能
➡**血壓下降**

擴張血管的「鈣離子阻斷劑」

擴張血管的藥物裡，一開始最常被拿來使用的就是「鈣離子阻斷劑」。鈣若入侵血管壁會造成血管平滑肌收縮，造成血流不順、血壓上升。鈣離子阻斷劑能阻止其入侵，有效改善高血壓。

這原本是用來治療狹心症的藥物，但服用後擴張的不只是末梢神經，還包括心臟血管。

鈣離子阻斷劑依化學結構與作用可分為「Dihydropyridines類」與「Benzodiazepine類」兩種。Dihydropyridines類的血管擴張作用非常強大，是降壓效果最好的藥物。因能擴張動脈維持內臟血流，因此常用在併發大腦、心臟、腎臟等疾病患者或高齡患者身上。

但強大的血管擴張作用會造成頭痛、心悸、頻脈、下肢腫脹、臉部潮紅、齒齦浮腫等副作用。不過，因為對靜脈沒有作用，所以不容易發生站立型暈眩的情形。

Benzodiazepine類會影響心臟抑制脈搏，降壓效果較為溫和。但也會引起頭痛、下肢腫脹、心動過緩、*房室傳導阻滯等副作用。

無論是哪種鈣離子阻斷劑，都**不能搭配葡萄柚汁或新鮮葡萄柚服用**。葡萄柚所含的呋喃香豆素會加強並延長藥物效果，造成血壓過低，引起頭痛、頭暈眼花等症狀。就算是果汁也一樣，千萬要小心。

用語解說　房室傳導阻滯　心臟的心房與心室間的傳導途徑受阻或中斷，可能會引發脈搏變慢、眼花、暈倒、喘不過氣等症狀。

抑制鈣入侵的「鈣離子阻斷劑」

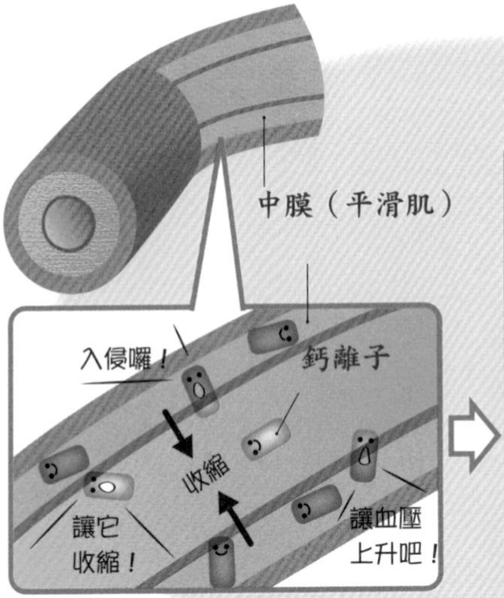
中膜（平滑肌）
入侵囉！
鈣離子
收縮
讓它收縮！
讓血壓上升吧！

鈣入侵血管壁平滑肌，血管就會收縮，造成血壓上升。

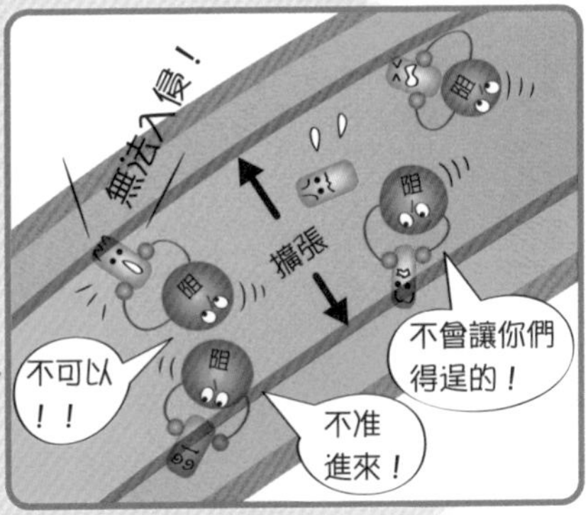
無法入侵！
擴張
不可以！！
不准進來！
不會讓你們得逞的！

鈣離子阻斷劑能阻止鈣進入血管壁，有效改善高血壓。

Dihydropyridines類鈣離子阻斷劑

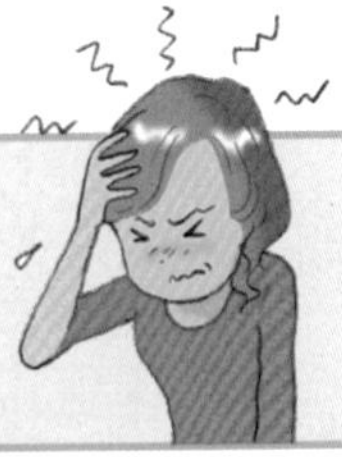

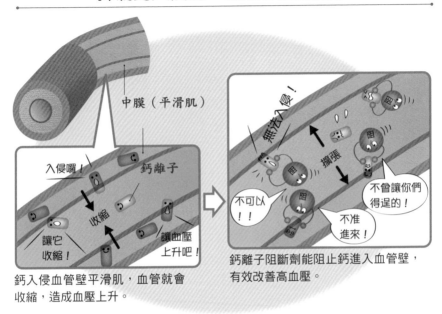

- 擴張血管
- 降壓效果極高
- 頭痛、心悸、頻脈、下肢腫脹、臉部潮紅、齒齦浮腫等副作用

藥品名稱：Amlodipine、Barnidipine、Coniel、Felodipine、Norvasc、Lercanidipine、Nifedipine

Benzodiazepine類鈣離子阻斷劑

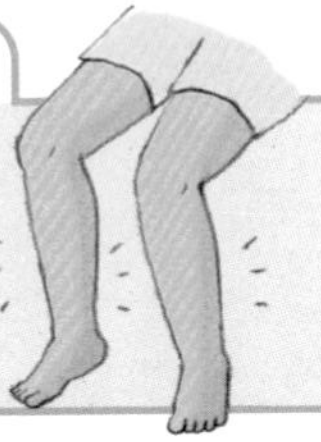

- 影響心臟，抑制脈搏
- 降壓效果較溫和
- 會引起頭痛、下肢腫脹、心動過緩、房室傳導阻滯等副作用

藥品名稱：Herbesser、HerbesserR
限制：心動過緩（non-dihydropyridine類）
需謹慎使用：心臟衰竭

抑制血管收縮的「ARB」

前面所介紹的鈣離子阻斷劑中，使用率次高的就是ARB。

ARB是＊血管張力素Ⅱ接受體阻斷劑（Angiotensin Ⅱ receptor blockers）的英文縮寫。此藥物之所以能降血壓是因為它可以阻礙調整血壓的「腎素、血管收縮素」荷爾蒙的運作。

來看一下其結構吧。腎臟分泌的荷爾蒙——腎素會讓血液中的血管收縮素轉化為叫做血管收縮素Ⅰ的物質。血管收縮素Ⅰ能藉由血管收縮素轉化酶（ACE）製造出血管收縮素Ⅱ，這會讓動脈強烈收縮，使血壓升高。

血管收縮素Ⅱ會刺激腎上腺，分泌出名為醛固酮的荷爾蒙，而醛固酮會更進一步刺激腎臟，增加鈉的吸收，提高血液量升高血壓。

ARB能阻礙血管收縮素Ⅱ運作，防止血壓升高。

ARB最大特徵就是效用溫和。與鈣離子阻斷劑相比，出現降壓效果的時間也較晚，但這並不表示毫無效果。相較之下，副作用較少，最多只有心悸與頭暈眼花，對腎臟的負擔也較小，是慢性腎臟病患者的常用藥。因使用ACE阻斷劑出現乾咳的患者，也多半改用此一藥物。

能抑制動脈硬化與降低糖尿病風險也是其優點所在。

除了單獨使用外，還能配合其它鈣離子阻斷劑、利尿劑一起服用。

用語解說　血管張力素（Angiotensin）　血液中的血管收縮素會藉由腎素轉變為血管收縮素Ⅰ，藉由ACE轉換為血管收縮素Ⅱ。

抑制荷爾蒙降低血壓的ARB

ARB是血管張力素II接受體阻斷劑（Angiotensin II receptor blockers）的英文縮寫。可阻礙荷爾蒙運作降低血壓。其結構如下……

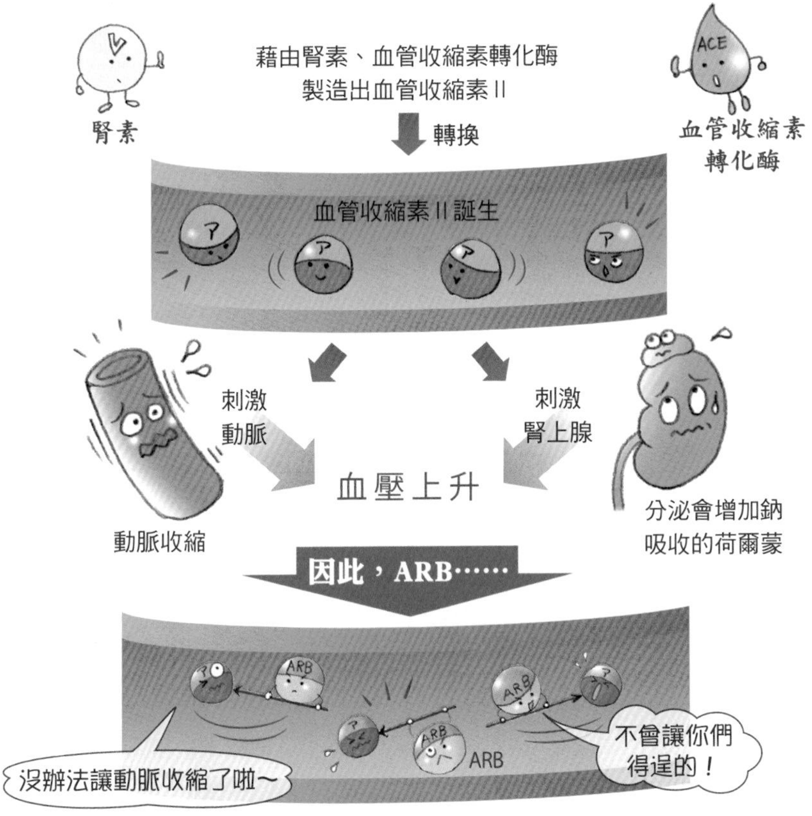

ARB能阻礙血管收縮素II，預防血壓上升。

抑制荷爾蒙降低血壓的ARB

- 能有效抑制腎素、血管收縮素。
- 效用溫和
- 只會心悸或頭暈眼花，副作用較少。

藥品名稱：Nu-Lotan、Blopress、Cozaar、Diovan、Olmetec
限制：懷孕、高鉀血症
需謹慎使用：腎動脈狹窄

※ 不適用於有立即懷孕可能，或已經懷孕、正在哺乳的女性，以及因重度腎功能障礙導致血中鉀濃度過高的人。

能抑制血壓升高也能降血壓的「ACE阻斷劑」

藉由刺激「腎素、血管緊縮素」降低血壓的另一款藥物為ACE（血管收縮素轉化酶）阻斷劑。

如前所述，「腎素、血管緊縮素」是藉由調整血液量來升高血壓的荷爾蒙。

ACE阻斷劑能阻礙「腎素、血管緊縮素」裡的血管收縮素轉化酶，避免血管收縮素I轉換為血管收縮素II。「腎素、血管緊縮素」的一連串作用中途被迫喊停，血壓自然也不會上升。

ACE還會破壞一種能擴張血管的＊緩激肽。ACE阻斷劑能藉由妨礙ACE來保護緩激肽，能讓血管擴張血流變得順暢，血壓就會下降。

保護大腦、心臟、腎臟等器官，也是ACE阻斷劑的特徵。

過去經常使用的ACE阻斷劑會出現乾咳這個副作用，因此多半以ARB取代。這是因ACE阻斷劑而數量大增的緩激肽，會刺激咳嗽中樞，所以約有20～30％的人會出現乾咳。

其它副作用還包括高鉀血症、血管（神經）性水腫、起疹子、癢與味覺障礙等。

另外，有立即懷孕可能，或已經懷孕、正在哺乳的女性，以及因腎功能障礙導致高鉀血症的人，都不能使用此款藥物。

用語解說 緩激肽　血液凝固或發炎時所產生的物質。具有強烈的擴張血管作用，還能降低血壓。

「ACE阻斷劑」的三大效用

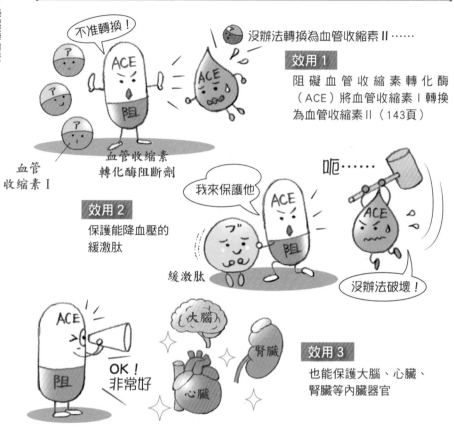

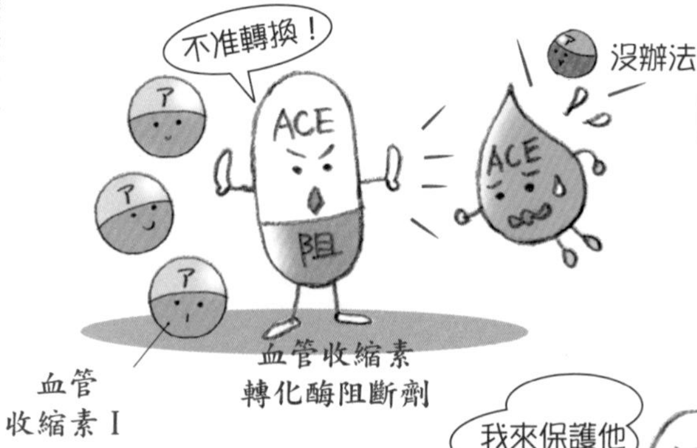

效用 1

阻礙血管收縮素轉化酶（ACE）將血管收縮素I轉換為血管收縮素II（143頁）

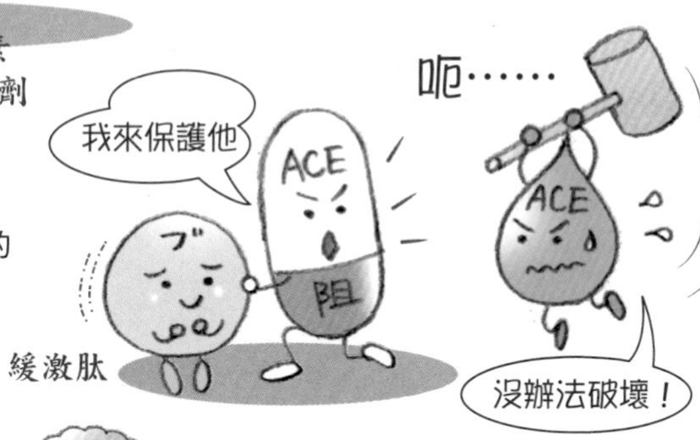

效用 2

保護能降血壓的緩激肽

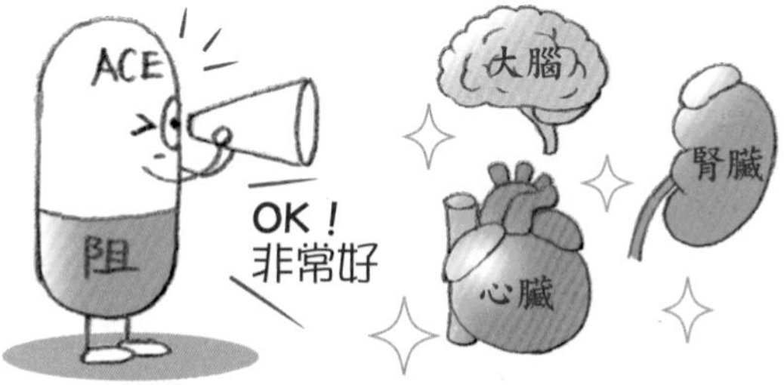

效用 3

也能保護大腦、心臟、腎臟等內臟器官

具有降壓與保護內臟效果的「ACE阻斷劑」

- 能有效抑制腎素、血管收縮素類。
- 效用溫和，也能保護內臟。
- 容易出現乾咳的副作用。
- 也會出現高鉀血症、血管（神經）性水腫、起疹子、癢與味覺障礙等。

藥物名稱：captopril、Enalapril、Lisinopril、Zestril、Cibacen、Acecol、Tanatril、Renivace
限制：懷孕、血管神經性水腫、高鉀血症、使用特定膜的血小板分離術／血液透析。
需謹慎使用：腎動脈狹窄

※不適用於有立即懷孕可能，或已經懷孕、正在哺乳的女性，以及因腎功能障礙導致高血鉀症的人。

其它降壓藥

除了上述藥物外，還包括「利尿劑」、「α阻斷劑」、「β阻斷劑」。

利尿劑是到目前為止最常被使用，也是效果最值得信賴的便宜藥物。大多都開給高齡者或容易因鹽分造成血壓上升的患者使用。利尿劑能促使腎臟排出鈉，並伴隨水分以尿液的形式排出體外。減去血液中的多餘水分後，血液量也會跟著減少，血壓自然就會下降。

利尿劑會對腎臟造成影響，常見的有在腎小管裡距離腎絲球較遠的遠曲小管，抑制鈉再吸收的「thiazide類利尿劑」、在亨利氏環發揮作用的「亨利氏環型利尿劑」、在集尿管發揮作用的「鉀離子保持性利尿劑」。利尿劑的副作用有低鉀血症、低鎂血症、尿酸值上升、糖尿病、痛風等，會對代謝造成影響。

β阻斷劑與α阻斷劑能抑制與末稍神經收縮、心臟跳動有關的交感神經，降低血壓。運動或緊張時，處於興奮狀態的交感神經會分泌出*兒茶酚胺激素，這與心臟的β受體結合，會增加心臟跳動的次數，送出的血液也跟著變多，造成血壓上升。β阻斷劑會阻礙兒茶酚胺激素與β受體結合，降低血壓。適合用來治療併發心肌梗塞、心律不整的高血壓。

兒茶酚胺激素也會與位於血管內平滑肌的α受體結合，造成血管收縮，升高血壓。α阻斷劑則會妨礙其結合，降低血壓，常用來治療早晨高血壓。也有同時具備兩種阻斷劑效果的「$\alpha\beta$阻斷劑」。這些會抑制交感神經的藥物，副作用也較多，服用時一定要小心。

用語解說 兒茶酚胺激素　腎上腺素的一種，同時也是一種神經激素。受到壓力時，因為交感神經受到刺激，會分泌兒茶酚胺激素，導致心臟搏動加速、血管收縮、血壓上升。

其它各種降壓藥

▼排出水分減少血液量

「利尿劑」

・藉由利尿作用降血壓。
・效果值得信任的低價藥物。
・有低鉀血症、低鎂血症、尿酸值上升、糖尿病、痛風等副作用。

藥品名稱：服爾伊得安錠（Fluitran）、Hydrochlorothiazide（Towa）、泌排特錠（Behyd）、Natrix、Tenaxil、Baycaron、Normonal、Arresten
限制：低鉀血症（thiazide類利尿劑）
需謹慎使用：痛風、懷孕、葡萄糖耐受不良（thiazide類）

▼抑制交感神經

「β阻斷劑」

・抑制心臟跳動。
・也會有尿酸值上升、糖尿病頭昏眼花、站立型頭暈等副作用。

藥品名稱：Tenormin、Maintate、Selectol、Hypadil等
限制：氣喘、重度心動過緩
需謹慎使用：葡萄糖耐受不良、阻塞性肺病、末稍動脈疾病

「α阻斷劑」

・抑制末稍血管收縮。
・也會出現支氣管炎惡化、頭痛、頭暈、心悸等副作用。

藥品名稱：迪坦妥（Detantol）、Cardenalin、DetantolR、Hytracin、Vasome、Minipress、Ebrantil

・也有同時具備兩種阻斷劑效果的「αβ阻斷劑」

藥物併用

多種藥物併用的效果

進行高血壓治療時，就從前面所介紹的鈣離子阻斷劑、ＡＲＢ、ＡＣＥ阻斷劑等藥物裡，選擇最適合患者服用的某項藥物，並從低劑量開始。若出現副作用或未見成效的話，就可改用其他降壓藥。若效果不顯著，可以增加劑量或與其它藥物合併使用。在降壓藥治療裡，同時使用2～3種藥物是很常見的。因為併用有幾個好處。首先，與其增加單一藥物的份量，不如以少量多樣的方式來進行治療。如此一來，更能藉由藥物的相互作用來提高降壓效果。

第2章裡也有提到血壓升高牽扯到包括心臟、腎臟、血管、血液量等不同因素。單一藥物只能抑制其中某一項，所以血壓才會老是降不下來。不過，使用兩種以上的藥物，就能對複數組織器官發揮作用，效果也更加顯著。以藥物的相互作用來消除副作用，也是好處之一。除了ＡＲＢ、ＡＣＥ阻斷劑之外，其它降壓藥只要增加份量就會出現副作用，但併用可避免這種情況發生。ＡＣＥ阻斷劑與鈣離子阻斷劑、ＡＣＥ阻斷劑與利尿劑、ＡＲＢ與利尿劑都是常見的組合。近年也經常使用多種藥物組合而成的複合劑。優點就在於吃起來方便，價錢也比單買兩種藥物便宜。

好處多多的降壓藥併用

進行降壓藥治療時，經常同時使用多種藥物

降壓藥的使用方式

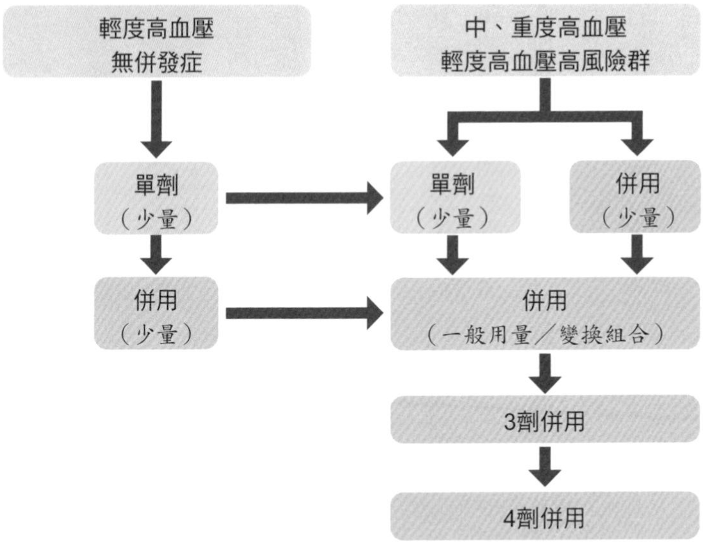
輕度高血壓
無併發症
中、重度高血壓
輕度高血壓高風險群
單劑
（少量）
單劑
（少量）
併用
（少量）
併用
（少量）
併用
（一般用量／變換組合）
3劑併用
4劑併用

併用的好處

- 少量也會出現降壓效果。
- 也有能減少副作用的組合。
- 藥物增量容易出現副作用，
  併用時一劑份量少就沒這個問題。
- 超過160／100mmHg的高血壓患者，
  可以一開始就併用。

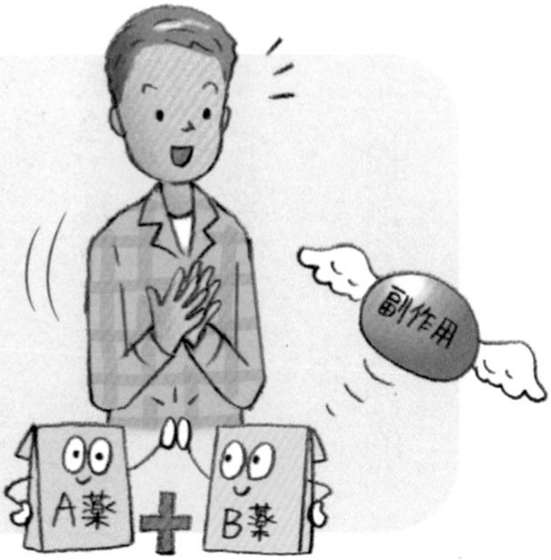
副作用
A藥
B藥

（也有不能併用的藥物）

※ 參考資料　《高血壓治療方針２０１４》（日本高血壓學會高血壓治療方針製作委員會編）

降壓藥治療的注意事項

血壓不降反升或產生副作用時

高血壓的治療並非看看醫生拿個藥回家吃就結束了。而是每隔二～四週都要接受一次檢查，依其結果來決定是否要增減或變更藥物。即使如此，還是有人的血壓始終居高不下。原因可能就出在鹽分（食鹽）攝取過量等改變生活習慣的工夫沒做到位、腎功能持續衰退、正在服用的降壓藥不適合、正在服用會抵銷降壓藥效果的其它藥物、某些內臟器官出問題等，以及因上述因素引起的續發性高血壓，或是＊睡眠呼吸中止症都是可能原因。

但絕不能因此想說「這藥吃了沒用」就擅自停藥。**一停藥，因藥效而降低的血壓又會上升。不只是恢復原本數值，甚至可能會飆得更高，因而引發腦中風、心肌梗塞等危及性命的嚴重後果。**

吃藥當然也會產生所謂的副作用。很多副作用只要減少藥量或換藥就會消失，但唐突停藥並非明智之舉，記得千萬別擅自判斷。

為了避免遇到這些危險，每天在家都要確實量血壓、記錄服藥情形與身體狀況的些微變化。看醫生時也要記得攜帶這些記錄。

用語解說　睡眠呼吸中止症　睡覺時停止呼吸的疾病。取 Sleep Apnea Syndrome 的字首，因此也被稱為 SAS。因缺氧而成為引發高血壓的原因之一。

為什麼血壓降不下來？

也是有人雖然以檢查、藥物併用等進行治療，
但血壓還是降不下來。

降不下來的原因……

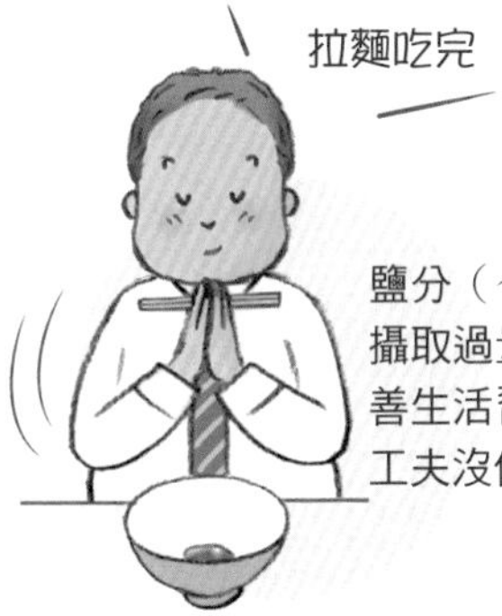

鹽分（食鹽）攝取過量等改善生活習慣的工夫沒做到位

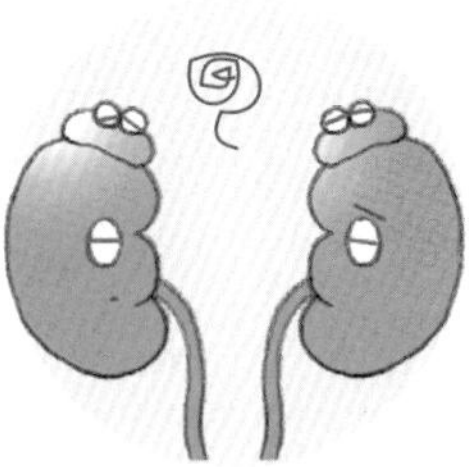

腎功能持續衰退

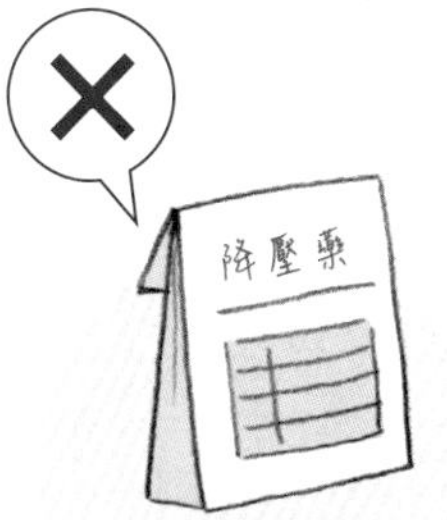

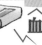

服用的
降壓藥不適合

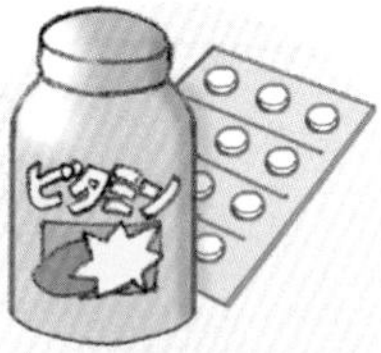

正在服用
會抵銷降壓藥效果
的其它藥物

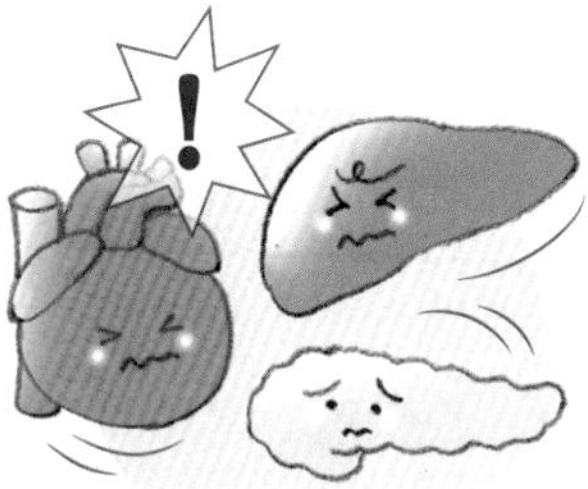

某些內臟器官
出問題

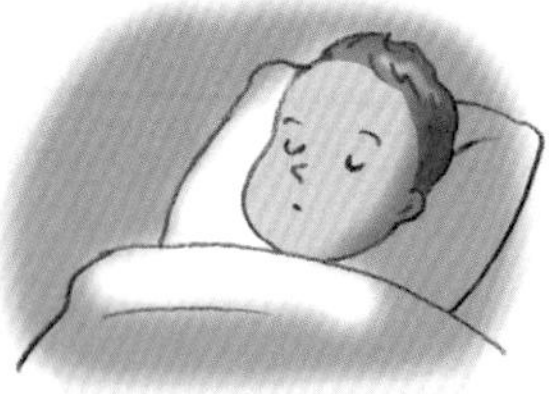

睡眠呼吸中止症

如果覺得「這藥吃了沒用」就擅自停藥……

復發

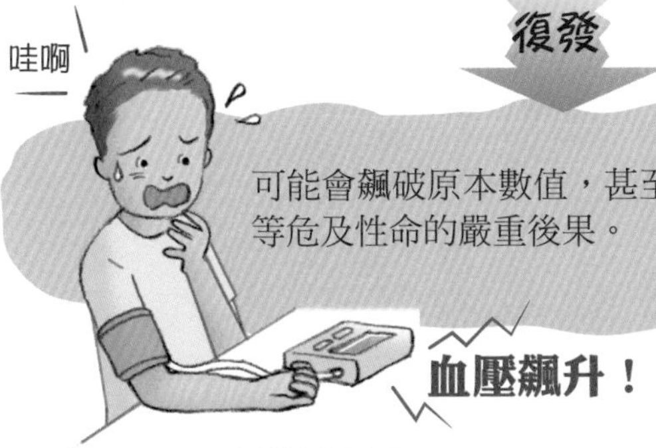

可能會飆破原本數值，甚至引發腦中風、心肌梗塞等危及性命的嚴重後果。

高齡患者的降壓藥治療

降壓目標與藥物選擇

隨年齡的增長，血壓也會升高。因此，罹患高血壓的高齡者並不在少數。根據厚勞省（類似台灣的衛生福利部）調查結果，每3位高齡者中就有2人罹患高血壓（據統計，台灣每5位高齡者中就會有3人可能罹患高血壓）。許多高齡者的動脈硬化隨年齡增加也會不斷惡化。就算沒有徵兆，其實也有內臟疾病的問題。必須多加留意。高齡者高血壓治療的基本原則也是改變生活習慣，再視情況進行降壓藥治療。只要超過160／90mmHg就要開始降壓藥治療，但醫生可視個人的體力與狀況加以判斷。原則上並不會讓高齡者使用α阻斷劑，而是以鈣離子阻斷劑、ARB、ACE阻斷劑為主，再輔以利尿劑。以普通份量的1／2開始，視情況再增量。這是因為高齡者會有前述的內臟疾病，自律神經的調節功能也正逐漸衰退。若血壓出現急速變化，則可能危及性命。開始吃藥後，也要隨時留意是否容易暈眩跌倒等症狀。前期高齡者（65～74歲）患者的降壓目標與青、中年患者相同，設定140／90mmHg。後期高齡者（75歲以上）因大多伴隨其他內臟疾病，則設定在150／90mmHg，最終還是要以140／90mmHg為目標。大家應該都知道，**中年高血壓患者進入高年高血壓後，非常容易出現失智症症狀**。有研究指出高血壓治療能有效抑制阿茲海默症認知機能退化的情況。因此，**失智症也必須進行高血壓的治療**。

高齡者的降壓藥治療重點

了解高齡者的特徵

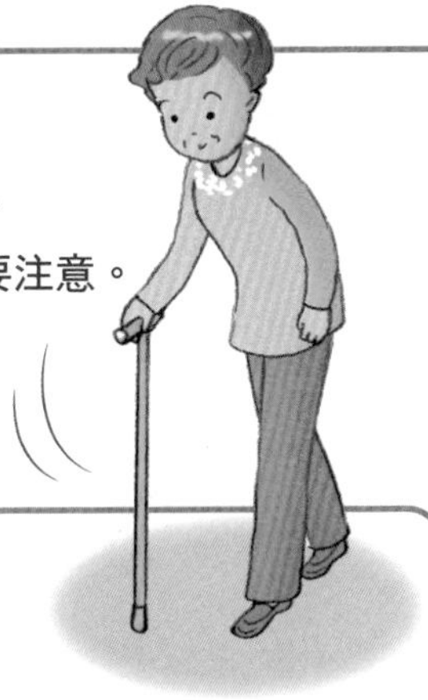

- 血壓調節功能逐漸衰退。
- 大多都有動脈硬化、內臟疾病的情況。
- 跌倒、骨折都會造成長期臥床，一定要注意。
- 非常容易脫水，一定要小心。

高齡者的降壓藥治療注意事項

- 降血壓要慢慢來。
  （從一半藥量開始，再慢慢增量。）
- 留意是否出現頭昏眼花、站立型頭暈、跌倒等症狀。
- 每天記錄才不會忘記吃藥。
  （家人朋友都一起來幫忙。）
- 運動療法、食療等生活習慣的改變也很重要。

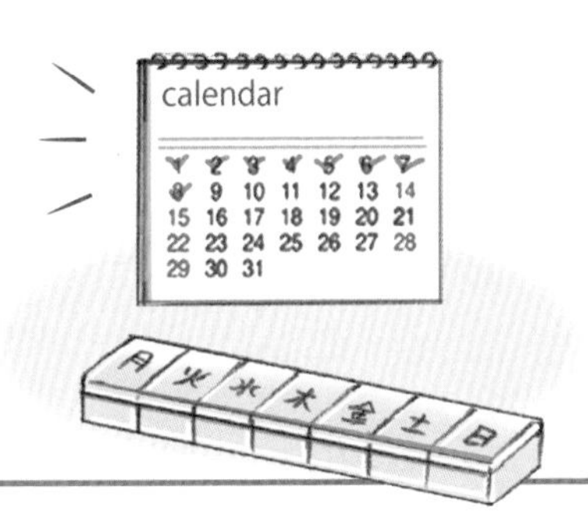
calendar
9 10 11 12 13 14
15 16 17 18 19 20 21
22 23 24 25 26 27 28
29 30 31
月 火 水 木 金 土 日

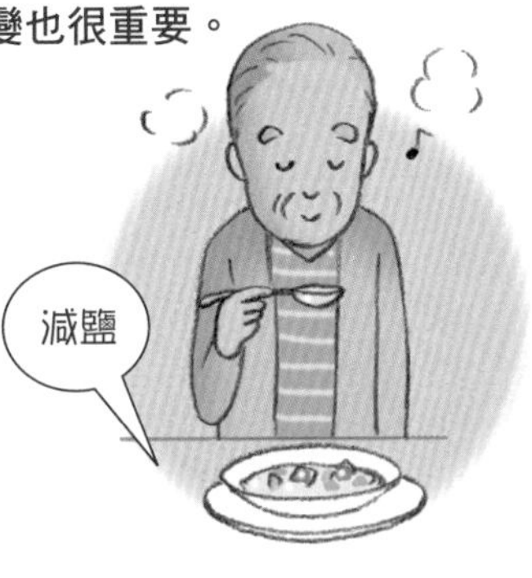
減鹽

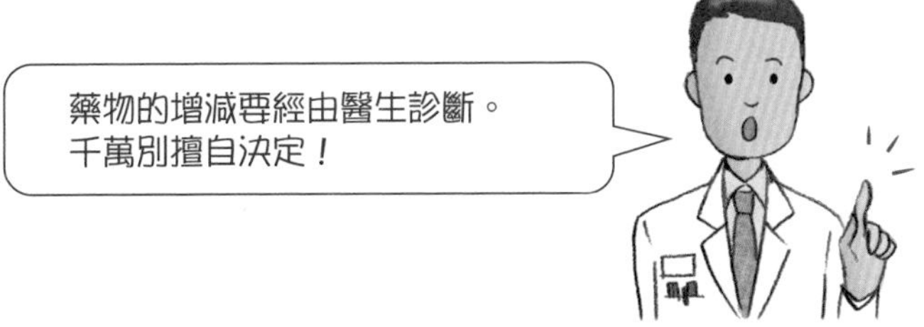
藥物的增減要經由醫生診斷。
千萬別擅自決定！

有併發症時的降壓藥治療

治療方式依併發症而有所不同

若有其它併發症，出現腦中風、心肌梗塞的風險也會隨之增高。此時治療方式就會依併發症而有所不同。併發糖尿病時，就要以將血壓降到130／80mmHg以下為目標。之所以會低於一般值是因為高血壓與糖尿病都會造成動脈硬化的惡化，合併後引發足以危及性命的腦中風、心肌梗塞等的風險也較高。當然也必須改變生活習慣，但血壓超過140／90mmHg就必須開始使用降壓藥治療。使用的藥物包括ARB、ACE阻斷劑，也有選擇鈣離子阻斷劑或利尿劑的情況。若併發代謝症候群、肥胖、高血脂症，則會提高罹患動脈硬化的風險。最重要的是改變脂肪、酒精攝取過量等與肥胖息息相關的生活習慣。因此，進行降壓藥治療時，最常使用的就是能有效代謝脂肪的ARB、ACE阻斷劑，盡量避免使用會影響醣類與脂肪代謝的α阻斷劑。前面曾多次提及高血壓與腎臟的關係，高血壓會對腎臟造成不良影響，讓腎臟疾病或高血壓更加惡化，造成惡性循環。因此，罹患腎臟病的高血壓患者的降壓目標，則與糖尿病相同設定在較低的130／80mmHg。最基本的減鹽、禁菸、蛋白質限制等生活習慣改變則維持不變，但若血壓超過130／80mmHg，則需進行降壓藥治療。以ARB、ACE阻斷劑為中心再配合複數藥物，是最常見的處方。

併發糖尿病時的治療方式

治療開始時的血壓　130/80mmHg以上

↓

生活習慣的修正、血糖管理的同時，開始進行降壓治療。

1）血壓140／90mmHg：開始使用降壓藥。

2）血壓130－139／80－89mmHg：先藉由改變生活習慣來觀察血壓是否下降時，基本上不超過三個月。若超過130／80mmHg，以臨床來說就會被診斷為高血壓，便要開始降壓藥治療。

↓

第一選擇：ARB、ACE阻斷劑

成效不彰

↓

增加用量 ↔ 同時使用鈣離子阻斷劑、利尿劑

成效不彰

↓

三劑併用：ARB或ACE阻斷劑、鈣離子阻斷劑、利尿劑

降壓目標　130/80mmHg以下

罹患支氣管炎、慢性阻塞性肺病、肝臟病的患者，進行降壓藥治療時則要特別注意。

主要降壓藥的積極療效

	鈣離子阻斷劑	ARB／ACE阻斷劑	thiazide類利尿劑	β阻斷劑
左心室肥大	●	●		
心臟衰竭		● *1	●	● *1
頻脈	●（non-dihydropyridine）			●
狹心症	●			● *2
心肌梗塞		●		●
CKD（蛋白尿－）	●	●	●	
CKD（蛋白尿＋）		●		
慢性腦血管疾病	●	●	●	
糖尿病／Mets*3		●		
骨質疏鬆症			●	
吸入性肺炎		●（ACE阻斷劑）		

（1從少量開始，增量時要小心　*2要注意心絞痛　*3代謝症候群）

※參考資料　《高血壓治療方針2014》
（日本高血壓學會高血壓治療方針製作委員會編集）

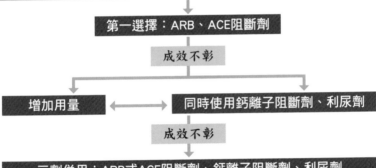

改善高血壓，幸福過日子！

愛護血壓從日常做起

高血壓治療並沒有終點。聽到這句話，可能有人會想說「一輩子都回不去了」而感到沮喪吧？但事實絕非如此，只要妥善控制，高血壓是能和平相處一輩子的。

被稱為「生活習慣病」的高血壓，如同字面所示是深受生活習慣影響的疾病。改變飲食習慣、適度運動、療程順利的話，無需增加任何藥物，就能跟高血壓和平相處一輩子。

高血壓的基本原則——改變生活習慣，也能藉此預防其它生活習慣病。控制高血壓更能降低罹患其它疾病的風險。高血壓讓人覺得要吃一輩子的降壓藥，其實只要遵守下述三大原則：

- **改變生活習慣。**
- **服用單項藥物，血壓低於120／80mmHg。**
- **沒有其它內臟疾病。**

也是有人在醫生的診斷下停藥。選擇自己可以的方式努力，比方說減鹽、運動等，不放棄持續進行一定會成功的。不過，下降的血壓也是有可能回升的。以藥物控制血壓的人，隨著環境變化或年齡增長，血壓還是有可能回升的。所以，在家自行測量與記錄，一定要持之以恆。

大家可能都快聽膩了吧，但高血壓是要和平相處一輩子的疾病。不需要拼過頭或過度恐慌，但也千萬別放棄。我們的目標可是一病息災（有點小病才能長命百歲）啊！

本書參考文獻

- **《全彩圖解　高血壓、動脈硬化保健事典》**
  （富野康日己　原水出版　2010 年 4 月）
- **《高血壓治療方針 2014》**
  （日本高血壓學會高血壓治療方針製作委員會、日本高血壓學會）
- **《高血壓故事集》**
  （日本高血壓學會高血壓治療方針製作委員會、認定 NPO 日本高血壓協會、NPO 法人互助醫療人員中心 COML 編、NPO 法人日本高血壓學會　2014 年 11 月）
- **《詳解最新醫學　高血壓最新治療》**
  （宗像正德監修、主婦之友社　2012年3月）
- **《疾病會說話 vol. 8　腎、泌尿器官》**
  （醫療情報科學研究所編　MEDICMEDIA 2012 年 3 月）
- **《身體構造與機能》**
  （A・Scheffler、S.Schmidt　西 村 書 店 1998 年 1 月）

索引

（依注音排序）

Dr.Me 健康系列　HD0118X

全彩圖解 高血壓 & 動脈硬化保健事典 暢銷增訂版

監　　修／富野康日己
翻　　譯／王薇婷
審　　定／王治元
選　　書／梁瀞文
責任編輯／梁瀞文

行銷企劃／洪沛澤
行銷經理／王維君
業務經理／羅越華
總 編 輯／林小鈴
發 行 人／何飛鵬
出　　版／**原水文化**
台北市民生東路二段 141 號 8 樓
電話：02-2500-7008　傳眞：02-2502-7676
網址：http://citeh2o.pixnet.net/blog　E-mail：H2O@cite.com.tw
發　　行／英屬蓋曼群島商家庭傳媒股份有限公司城邦分公司
台北市中山區民生東路二段 141 號 2 樓
書虫客服服務專線：02-25007718；02-25007719
24 小時傳眞專線：02-25001990；02-25001991
服務時間：週一至週五上午 09:30-12:00；下午 13:30-17:00
讀者服務信箱 E-mail：service@readingclub.com.tw
劃撥帳號／ 19863813；戶名：書虫股份有限公司
香港發行／香港灣仔駱克道 193 號東超商業中心 1 樓
電話：852-2508-6231　傳眞：852-2578-9337
電郵：hkcite@biznetvigator.com
馬新發行／城邦（馬新）出版集團
41, Jalan Radin Anum, Bandar Baru Sri Petaling,
57000 Kuala Lumpur, Malaysia.
電話：603-9057-8822　傳眞：603-9057-6622
電郵：cite@cite.com.my

美術設計／鄭子瑀
製版印刷／科憶彩色印刷有限公司
初　　版／ 2010 年 4 月　6 日
初版 4.5 刷／ 2011 年 3 月 18 日
暢銷增訂版／ 2016 年 8 月　9 日
定　　價／ 350 元

ISBN 978-986-6379-21-5

國家圖書館出版品預行編目資料

全彩圖解高血壓 & 動脈硬化保健事典！[暢銷增訂版] /
富野康日己監修；王薇婷譯 . -- 初版 . -- 臺北市：
原水文化出版：家庭傳媒城邦分公司發行，2010.04
面；　公分 . -- (Dr.Me 健康系列；HD0118X)

978-986-6379-21-5(平裝)

1. 高血壓　2. 動脈硬化

415.382　　99000971